FÜR ALLE
(NOT)FÄLLE

Schnell und sicher handeln – der Fam

Liebe Leserinnen, liebe Leser,
aufgrund der besseren Lesbarkeit haben wir uns entschlossen, nur eine Genusform zu verwenden. Selbstverständlich möchten wir damit aber alle Leserinnen und Leser gleichermaßen und gleichberechtigt ansprechen.

Wir bedanken uns ganz herzlich bei allen Johannitern und den Partnern, die dieses Projekt tatkräftig unterstützt haben. Ein besonderer Dank gilt unseren Experten, die mit ihren fachkundigen Beiträgen und Tipps dieses Buch bereichert haben: Dr. Clemens Dobis, Stefanie Krüger, Dr. Jörg Oberfeld, Maria Papastamatiou, Dr. Utta Petzold, Dr. Oliver Seligmann, Sylvia Steinhauer-Lisicki und Jürgen Ule.

Bibliografische Information der Deutschen Nationalbibliothek
Die Deutsche Nationalbibliothek verzeichnet diese Publikation in der Deutschen Nationalbibliografie; detaillierte bibliografische Daten sind im Internet über **http://portal.dnb.de** abrufbar.

1. Auflage 2020

Herausgeber: Johanniter-Unfall-Hilfe e. V.
Text: Ralf Sick
Lektorat: Christina Schupetta
Illustrationen: Sonja Morisse
Layout: Svenja Klein
Johanniter-Projektmanagement: Marco Schauff
Johanniter-Redaktion: Carsten Cüppers
Druck und Bindung: Livonia Print, Lettland

ISBN 978-3-7510-1217-1 Buchhandelsausgabe
ISBN 978-3-7510-1232-4 EPUB
ISBN 978-3-7510-1233-1 PDF
ISBN 978-3-7510-1234-8 MOBI

Johanniter-Unfall-Hilfe e. V. (Hrsg.)

Ralf Sick

FÜR ALLE (NOT)FÄLLE

Schnell und sicher handeln – der Familienratgeber

J.P. BACHEM EDITIONEN

Herzlich willkommen ...

... im Hausbuch „Für alle (Not)Fälle: Schnell und sicher handeln – der Familienratgeber".

Es ist Tradition, in einem „Hausbuch" viel Wissenswertes und Praktisches für den Hausgebrauch zusammenzustellen. So ist es für den Alltag jeder Familie hilfreich. Dieses Hausbuch unterstützt Sie dabei, fit für alle Notfälle mit Kindern zu sein. Und das kann jede Familie gut gebrauchen.

Kinder sind aktiv und ständig in Bewegung, um ihre Welt zu entdecken – mit den Händen, mit dem Mund, mit allen Sinnen. Da bleibt der eine oder andere Sturz nicht aus. Oder es tritt die eine oder andere Kinderkrankheit auf. Da müssen alle – egal ob Eltern, Großeltern, größere Geschwister – einen kühlen Kopf bewahren und wissen, was zu tun ist.

Die wichtigste Eigenschaft für die Erste Hilfe bringen Sie schon mit: die Liebe zu Kindern. Umso besser ist es, gut für die **„Erste Hilfe am Kind"** vorbereitet zu sein. Dieses Buch gibt Ihnen einfache Empfehlungen und Hilfen an die Hand, sodass Sie bei einer Bagatellverletzung, bei einer plötzlichen Erkrankung oder einer lebensbedrohlichen Situation angemessen handeln können.

Damit Erste Hilfe ganz einfach wird, haben wir Johanniter **Leitsymptome** identifiziert, also Anzeichen, die Ihnen besonders an dem betroffenen Kind auffallen, und diesen **praktische Maßnahmenpakete** zugeordnet. Nach den Leitsymptomen ist das Kapitel **„Für alle (Not)Fälle: zu Hause und unterwegs"** geordnet.

Dieses Buch bildet eine gute Grundlage für Ihr Erste-Hilfe-Wissen, aber allein hilft es nicht. Besuchen Sie daher am besten zusätzlich einen speziellen „Erste Hilfe am Kind"-Kurs, wie ihn die Johanniter bundesweit anbieten. Dort können Sie besonders die lebenswichtigen Maßnahmen wie die Herz-Lungen-Wiederbelebung trainieren. Aber Sie können auch ganz persönliche Fragen stellen und beantworten lassen. Mehr Informationen zu den Kursen erhalten Sie auf der Doppelseite 178/79.

Neben den vorgeschlagenen Maßnahmen will dieses Buch aber auch Ihre Augen öffnen: Augen für die verschiedenen Möglichkeiten zur **Vorbeugung**. Wir wollen Sie auf Gefahrenquellen im Umfeld von Kindern aufmerksam machen. Ist die Gefahr erkannt, ist sie oft einfach gebannt. Meistens ist nur ein kleiner Handgriff notwendig, um diese abzuwenden. Klären Sie Ihre Kinder über Gefahren auf und machen Sie sie so zu Verbündeten beim Vermeiden von Risiken und Unfällen.

Das Buch gibt Ihnen zudem wertvolle Tipps rund um die **Reise mit Ihrer Familie:** von der Reisevorbereitung bis hin zur Reiseapotheke.

Längere Stromausfälle, die Erfahrungen aus der Corona-Pandemie und Ähnliches zeigen: **Außerordentliche Notlagen** haben außerordentliche Auswirkungen auf Ihr Familienleben. Wie können Sie sich darauf vorbereiten? Wie können Sie sich in diesen Notlagen verhalten? Darauf gibt das Hausbuch im vierten Kapitel Antworten.

Die Antworten auf Fragen gibt es jedoch nicht nur mit den abgedruckten Worten. Über **QR-Codes** können Sie mit einem Mobile Device **Erklärvideos** zu einzelnen Erste-Hilfe-Maßnahmen aktivieren oder **praktische Checklisten** öffnen. So eröffnet Ihnen dieses Buch auch multimediale Räume. Die bereitgestellten Materialien sowie weiterführende Informationen finden Sie zudem auf der Website passend zum Buch: **www.johanniter.de/fuerallenotfaelle**.

Beim „Genuss" dieses Hausbuches wünschen wir Ihnen viel Freude. Sie werden dabei feststellen, dass Erste Hilfe am Kind kinderleicht ist. So vorbereitet können Sie entspannt miterleben, wie Ihr Kind die Welt entdeckt und erobert.

Herzliche Grüße
Ihr Ralf Sick
Ihre Johanniter

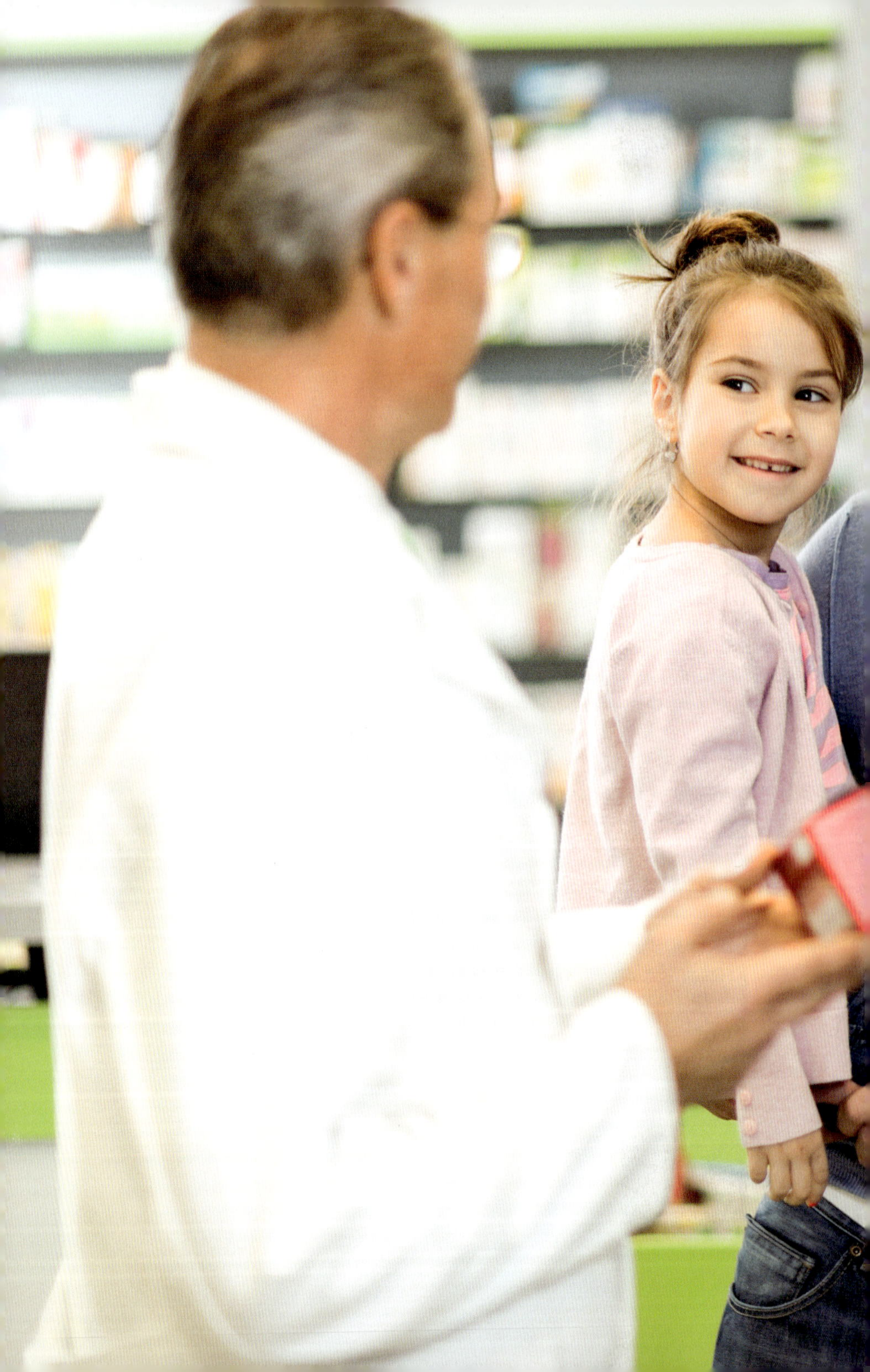

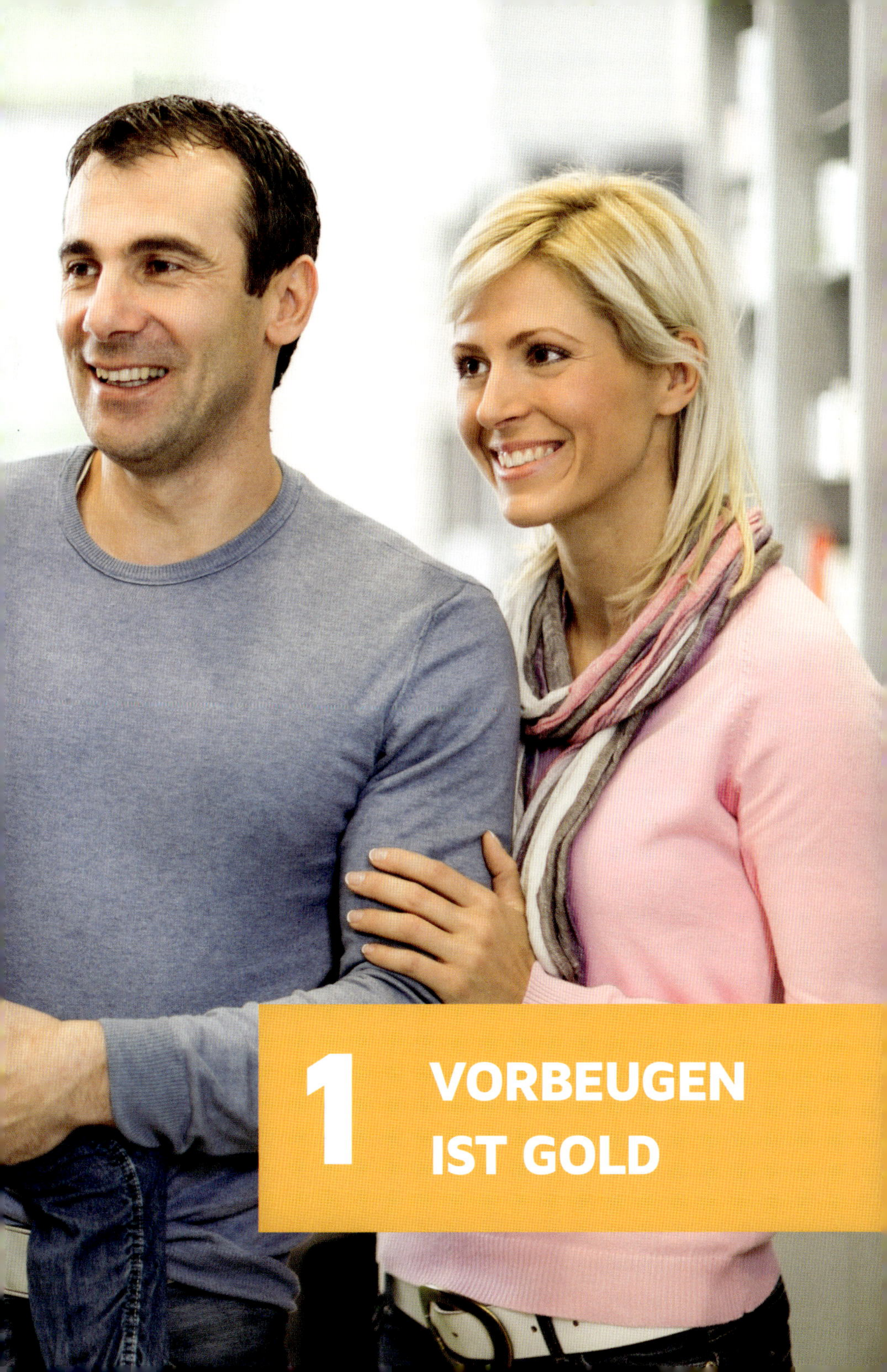

1 VORBEUGEN IST GOLD

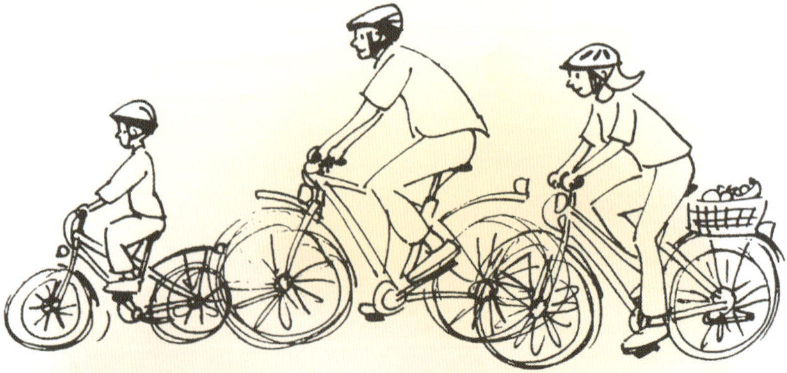

Gefahr erkannt – Gefahr gebannt

Manche Notfälle lassen sich vermeiden. Dazu muss man beispielsweise im eigenen Umfeld und der Erlebenswelt des Kindes bewusst nach Gefahren suchen und diese nach Möglichkeit ausschalten. Genauso muss man Ursachen von Notfällen wie etwa die starke Einwirkung von Sonne und/oder Wärme im Blick haben, um rechtzeitig handeln zu können und so eine problematische Situation zu verhindern.

Manche Gefahren können Sie aber nicht ausschalten. Sie gehören zum Leben – auch zum Leben Ihres Kindes. Deshalb sind zwei Sachen wichtig:

- Seien Sie als Eltern ein Vorbild. Tragen Sie zum Beispiel einen Helm beim Fahrradfahren, wenn Sie es als Schutz auch von Ihrem Kind wünschen.
- Sprechen Sie mit dem Kind offen über Gefahren – über die Gefahren von Hitze (Herd, offenes Feuer) oder über giftige Pflanzen am Spielplatz, die man nicht in den Mund nehmen darf.

Gehen wir nun gemeinsam auf Spurensuche zu Gefahren und sammeln Möglichkeiten der Vorbeugung.

Vielen Gefahren kann im Umfeld Ihres Kindes vorgebeugt werden. Hier finden Sie einige Dinge, auf die Sie achten sollten:

In Haus und Garten

- Stellen Sie Schaukeln, Rutschen oder Klettergerüste richtig und sicher auf. Beachten Sie dabei die Höchstbelastbarkeit (Anzahl der Kinder etc.).
- Vermeiden Sie bei der Kleidung Ihres Kindes Kordeln, die beim Toben an einem Spielgerät oder Ähnlichem hängen bleiben und zur Strangulation führen können. Hier bieten sich Klettverschlüsse an.
- Lassen Sie Leitern nie ohne Aufsicht stehen.
- Halten Sie Gartengeräte und -werkzeuge immer unter Verschluss.
- Zäunen Sie Gartenteiche, auch kleine/flache „Tümpel", ein.
- Decken Sie Regentonnen/Zisternen kindersicher ab.
- Sichern Sie Sonnenschirme und Blumenkübel vor dem Umfallen.
- Legen Sie rutschfeste Matten unter Teppiche und Läufer. Vermeiden Sie Stolperstellen.
- Befestigen Sie Hoch-/Stockbetten, aber auch Schränke oder Regale an der Wand.
- Sichern Sie Balkontüren und Fenster vor Auf- beziehungsweise Zuschlagen durch einen Windstoß.
- Befestigen Sie Antirutschdecken unter Tischdecken oder verzichten Sie bei anwesenden Kleinkindern auf Tischdecken.
- Beleuchten Sie Treppen.
- Verwenden Sie Nachtlichter an Problemstellen.
- Legen Sie keine Gegenstände auf Treppenstufen ab, auch nicht „mal eben kurz".
- Sperren Sie den Treppenaufgang/-abgang durch ein Brett oder eine Gittertür ab.
- Vorsicht in Küche und Bad – besonders mit heißen Flüssigkeiten.

Zur Checkliste „Sicheres Zuhause"

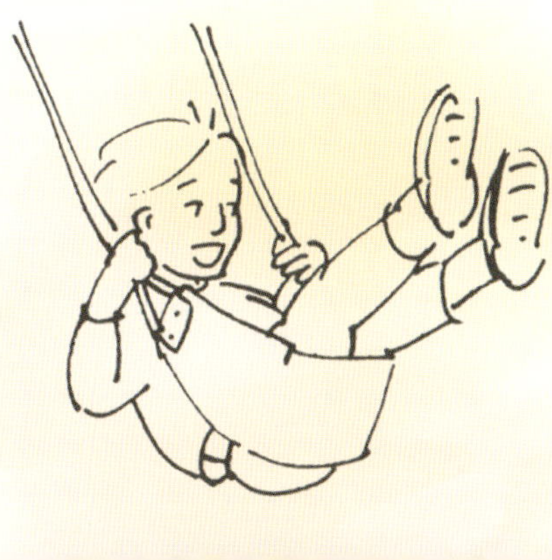

Vorsicht Gift

- Verschließen Sie gefährliche Substanzen, wie etwa Putzmittel und Medikamente, oder stellen diese hoch.
- Verwenden Sie nur Gefäße mit Kindersicherung.
- Füllen Sie Gifte nie in Getränkeflaschen um. So kann es leicht zu Verwechslungen kommen.
- Klären Sie Ihr Kind über Gifte und Giftpflanzen auf.
- Achten Sie darauf, dass in der Wohnung und im Garten keine giftigen Pflanzen vorhanden sind. Weitere Informationen finden Sie auf den Seiten 118–122.
- Lassen Sie keine Zigaretten und Zigarettenkippen für Kinder erreichbar liegen.
- Halten Sie das Kind von Rauch- oder Abgasen fern.

Weitere Informationen erhalten Sie unter „Vergiftung und Verätzung" ab Seite 116.

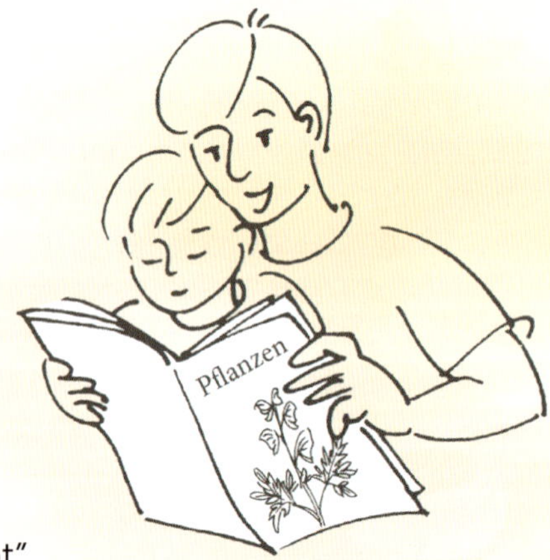

Vorsicht Strom

- Vermeiden Sie „Kabelsalat".
- Verwenden Sie Sicherheitssteckdosen mit Kindersicherung, in Feuchträumen spritzwassergeschützte Dosen und Schalter.
- Lassen Sie Fehlerstromschutzschalter (FI-Schalter) für Bad und Küche einbauen.
- Sichern Sie Elektrogeräte vor unbeabsichtigtem Einschalten.
- Tauschen Sie beschädigte Stecker und Kabel sofort aus.

Erste-Hilfe-Maßnahmen zu einem Stromunfall finden Sie auf der Doppelseite 56/57.

Auf Tour

Als Erwachsener oder Elternteil üben Sie eine Vorbildfunktion für das Kind aus. Beachten Sie daher unterwegs folgende Tipps:

- Tragen Sie bei Inlineskating, Fahrradfahren, Skateboarden, Skilaufen und anderen Sportarten einen Helm sowie weitere passende Schutzausstattung.
- Nutzen Sie ein sicheres Fahrrad? Prüfen Sie regelmäßig Bremsen, Licht, Reflektoren ...
- Achten Sie auf angemessenes Schuhwerk.
- Verwenden Sie passende Kindersitze im Auto und am Fahrrad.
- Tragen Sie gut sichtbare Kleidung, zum Beispiel mit Reflektorstreifen/-band.

Feuer und Flamme

- Steht ein Feuerlöscher in Ihrem Haushalt für den Notfall zur Verfügung?
- Prüfen Sie Rauchmelder regelmäßig.
- Sichern Sie Kamine, Öfen oder Feuerstellen kindgerecht ab.
- Lassen Sie Kerzen und offenes Feuer nie ohne Aufsicht brennen.
- Nutzen Sie eine zusätzliche Kindersicherung, um unbeabsichtigtes Einschalten von Herd und Backofen zu vermeiden.

Zecken und Co.

- Das Auftragen eines chemischen Mittels auf die Haut oder auf die Kleidung (von den Füßen bis zur Hüfte) schreckt Zecken ab. Fragen Sie beispielsweise in der Apotheke nach einem geeigneten Mittel.
- Bei Reisen in Verbreitungsgebiete der Frühsommer-Meningoenzephalitis (FSME) empfiehlt sich 3–6 Wochen vorher eine Impfung (aktive Immunisierung). Fragen Sie Ihren Kinderarzt, welche Gebiete hierzu gehören.
- Zur Vorbeugung dient am besten helle Kleidung, die Arme und Beine locker und lang abdeckt und zu den Öffnungen dicht abschließt.
- Suchen Sie nach Spaziergängen und Wanderungen in der Natur die Kleidung und Haut nach Zecken ab.

Erste-Hilfe-Maßnahmen für einen Zeckenstich finden Sie auf der Doppelseite 88/89.

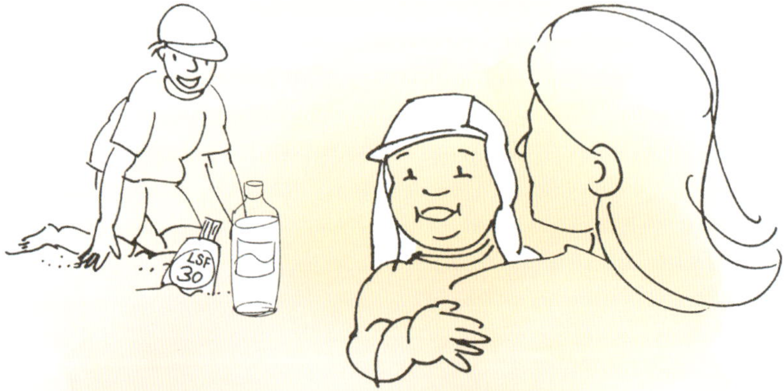

Gut durch Sommer, Sonne, Herbst und Winter

Um zu verstehen, wie Sie Notfällen durch Sonnen-, Hitze- oder Kälteeinwirkung bei Kindern vorbeugen können, lohnt sich ein Blick auf die anatomischen und physiologischen Besonderheiten im Kindesalter. Bei Säuglingen und Kleinkindern ist das Zentrum zur Regulierung der Körpertemperatur noch in der Entwicklung. Deshalb reagiert ihr Körper auf die Außentemperatur anders als unser erwachsener Körper.

Ferner ist beim Kind das Verhältnis von Körperoberfläche zu Körpergewicht nicht wie bei einem Erwachsenen. Der Kinderkörper gibt viel mehr Wärme ab. Deshalb können Kinder auch bei warmem Wetter und Sonnenschein allein durch den Wind oder beim Planschen im Wasser auskühlen. Bei Säuglingen gibt es zudem kein Kältezittern, um die Körpertemperatur zu regulieren.

Weiterhin haben Säuglinge und Kleinkinder kaum Kopfhaare zum Schutz gegen die Sonneneinstrahlung, deshalb ist eine Kopfbedeckung dringend notwendig. Weil bei Säuglingen und Kleinkindern der Flüssigkeitsverlust über die Haut und die Nieren größer ist, sollten Sie dafür sorgen, dass Ihr Kind immer genug trinkt.

Wenn wir das wissen, ist Vorbeugen einfach.

Bei Wärme und Sonne

Bei der Vorbeugung gegen Wärme und Sonne stehen die folgenden fünf Schlagworte im Fokus:

- die richtige Kleidung
- den Kopf schützen
- ausreichend trinken
- Auskühlen im Wasser vermeiden
- bei Reisen: an klimatische Verhältnisse allmählich gewöhnen

Richtige Kleidung

Ziehen Sie Ihrem Kind witterungsangepasste und atmungsaktive Kleidung an. Diese sollte nicht zu warm sein, aber trotzdem gut gegen die Einwirkung von Sonne und Wärme schützen. Dafür eignet sich beispielsweise lockere Kleidung mit Lichtschutzfaktor.

Kopf schützen

Schützen Sie Ihr Kind durch eine Kopfbedeckung, beispielsweise durch eine Kappe mit Nackenschutz (sogenannte Legionärsmütze) oder einen breitkrempigen Hut.

Ausreichend trinken

Wichtig ist, dass Ihr Kind genug trinkt. Ein Säugling sollte 16 Prozent seines Körpergewichts pro Tag trinken. Sinnvoll sind kohlensäurearmes und nicht zu kaltes Mineralwasser oder ungesüßter Tee.

Auskühlen im Wasser

Wenn Ihr Kind im oder am Wasser spielt, achten Sie auf blaue Lippen. Spätestens dann muss Ihr Kind raus aus dem Wasser und abgetrocknet werden.

Bei Reisen

Gewöhnen Sie Ihr Kind langsam an die neuen klimatischen Verhältnisse: durch Aktivitäten, Zeit in der Sonne oder am Wasser.

WICHTIG!

Achten Sie auf Kinder in überhitzten Autos. Wenn nötig, verständigen Sie den Rettungsdienst.

In Herbst und Winter

Das sind die dunklen und kalten Jahreszeiten. Bei der Vorbeugung steht hier besonders die richtige Kleidung im Fokus.

Was ist die richtige Kleidung in Herbst und Winter?

Sie ist ...
... gut zu sehen.
... gut geschützt gegen Wind und Wetter.
... gut wärmeisoliert.

Gut zu sehen!

Helle Farben sind ideal zum Gesehenwerden. An dunkler Kleidung sollten sich reflektierende Flächen befinden. Die Sichtbarkeit im Straßenverkehr kann durch eine Reflektorweste oder durch Reflektoren an den Beinen oder am Rucksack verbessert werden.

Gut geschützt gegen Wind und Wetter!

Am besten sind atmungsaktive, wasserabweisende und robuste Stoffe. Bei Kindern empfehlen sich Klettverschlüsse statt Kordeln, Bänder oder Schnüre zum Zuziehen der Kapuze. Das verhindert ein mögliches Strangulieren beim Spielen.

Gute Wärmeisolation!

Unter einer Jacke, die nach außen gut gegen Wind und Wetter schützt, können je nach Temperatur wie bei einer Zwiebelschale weitere Oberteile getragen werden. Beim Spielen im Freien ziehen Sie Ihr Kind nicht zu warm an.

Wärme – von Kopf bis Fuß

Kinder verlieren Wärme besonders über die Kopfhaut. Deshalb ist eine Mütze wichtig, die auch die Ohren abdeckt. Ein zusätzlicher Schal schützt zudem den Nacken.

Nicht zu viel, sondern richtig

Winterkleidung soll atmungsaktiv und wärmeisolierend sein, jedoch darf sie nicht einengen. Drei Paar Socken übereinander, die die Durchblutung der Füße abschnüren, sind ebenfalls nicht sinnvoll.

Thermosocken, bei denen sich ein wärmendes Luftpolster bildet, sind besser geeignet. Dasselbe gilt für Handschuhe.

Feuchtigkeit draußen halten

Ob Jacke, Handschuhe oder Schuhe: Auch bei Kontakt mit Schnee und Regen soll die Feuchtigkeit so lange wie möglich außen gehalten werden. Wasserabweisende Materialien helfen dabei. Winterschuhe müssen vor dem Spaziergang regelmäßig imprägniert werden. Eine isolierende Einlage rundet die Bekleidung ab. Wichtig: Der Winterschuh muss in der Größe so bemessen sein, dass die Einlage gut hineinpasst, ohne zu beengen.

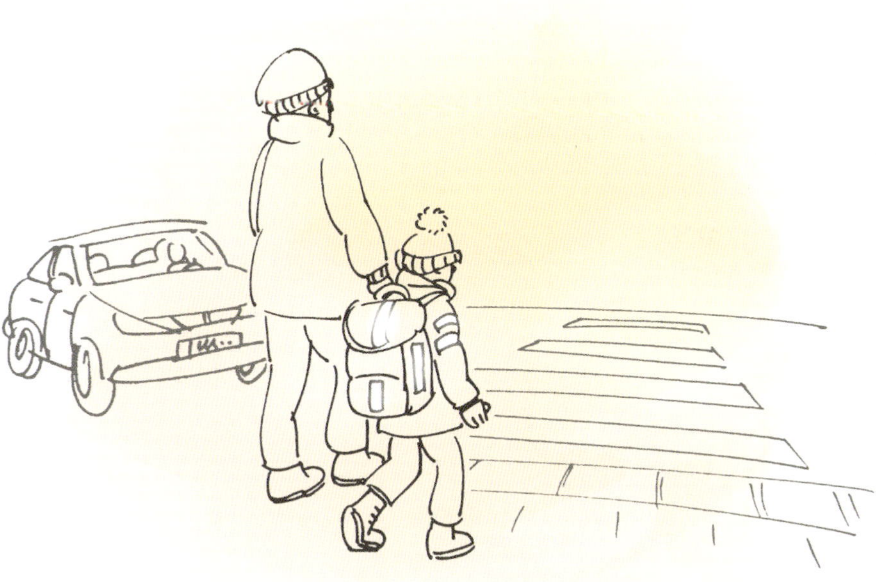

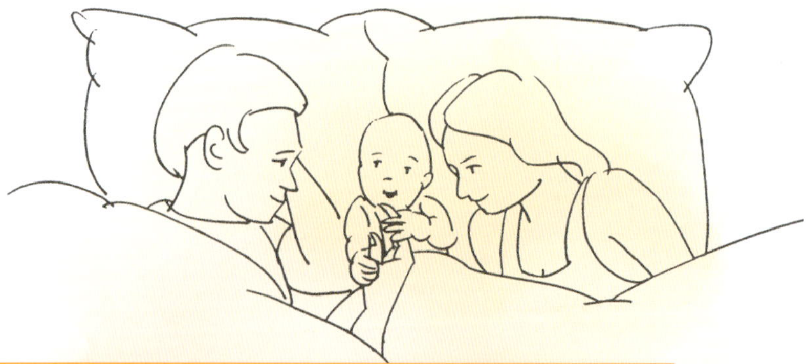

Die optimale Schlafumgebung für Ihr Baby

Nachfolgend sind Tipps zusammengetragen, wie Sie bei Ihrem Baby das Risiko eines plötzlichen Kindstods (SIDS) so weit wie möglich minimieren können.

Hauptaugenmerk für den Schlaf des Babys

- Vermeiden Sie Überwärmung.
- Vermeiden Sie Rückatmung (zum Beispiel unter Bettdecken).

Zur Checkliste „Sichere Schlafumgebung für Ihr Baby"

Zum Raum

- optimale Raumtemperatur zum Schlafen: 16-18 Grad Celsius
- Für Kinder bis circa 2 Jahre ist ein eigenes Bett im Schlafzimmer der Eltern geeignet. Dieses sollte an einem zugfreien, hellen Platz stehen.
- Umfeld des Bettes:
  - Vom Bett aus dürfen keine Lichtschalter, Steckdosen, Schnüre, Bänder oder ähnliche gefährliche Gegenstände vom Baby erreicht werden.
  - Zur Vermeidung von elektromagnetischer Strahlung sollte ein Abstand von Babybett zu Babyphon, Mobiltelefon und Ähnlichem von mindestens 10 Zentimetern bestehen.
  - Achten Sie auf ein allergenarmes Umfeld: keine Haustiere im Schlafumfeld, kein Rauchen etc.

- Vom gemeinsamen Schlafen der Familie in einem Bett raten wir wegen der Gefahr der Überwärmung und Rückatmung unter der Bettdecke ab. Kuscheln, wenn alle wach sind, ist natürlich toll und empfehlenswert.

Von Bett bis Bettdecke

- Nutzen Sie Wiege oder Stubenwagen nur in den ersten Wochen. Diese müssen so groß sein, dass in ihnen ausreichend Luft zirkulieren kann. Auch Kinderwagen sind als dauerhafter Bettersatz nicht geeignet.
- optimal: Bett mit sicheren Gitterabständen im Abstand von 4,5-7,5 Zentimetern
- Matratze:
  - maximal 10 Zentimeter hoch
  - nicht zu weich: Für eine physiologische Stellung der Wirbelsäule im Schlaf sollte das Baby nicht mehr als 2 Zentimeter einsinken.
  - schadstoffarm
  - mit trittfestem Rand: Dieser verhindert das Einklemmen der Füße zwischen Matratze und Holzrahmen.
- Verzichten Sie auf einen Kunststoff-Schonbezug und eine Gummiauflage für die Matratze.
- Damit überschüssige Wärme über die Hautoberfläche frei abgegeben werden kann und um Rückatmung bei Bauchlage zu vermeiden, lassen Sie ein Kopfkissen weg. Kein Nestchen, nur ein kleines Kuscheltier.
- Nutzen Sie kein Schaffell, um Überwärmung und Rückatmung bei Bauchlage zu vermeiden.
- Keine Bettdecke, sondern **Schlafsack**: Dieser kann nicht über den Kopf gezogen werden, somit wird die Gefahr der Rückatmung verringert.

Die Lage beim Schlafen

- optimal: **Rückenlage**
- Vermeiden Sie die Bauch- und Seitenlage so lange wie möglich.

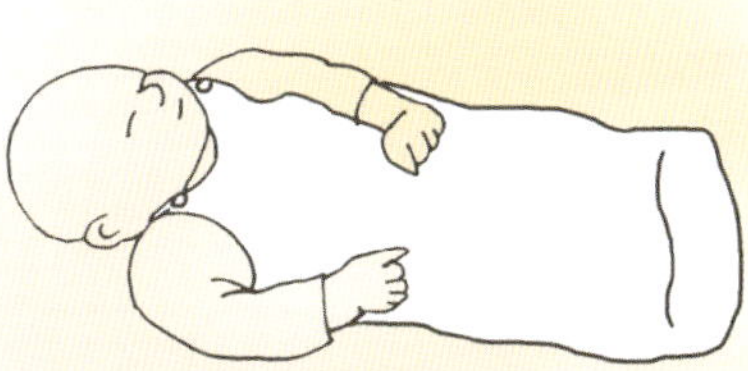

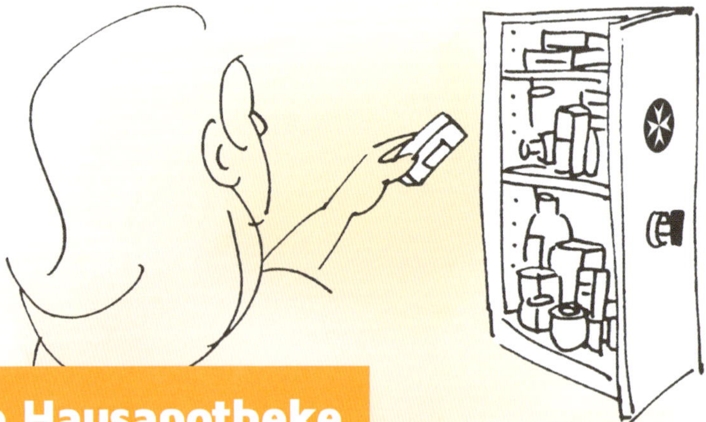

Die Hausapotheke

Für alle kleineren und größeren Notfälle und Wehwehchen bietet sich eine Hausapotheke an. Diese sollte am besten in einem abschließbaren Erste-Hilfe-Schrank verstaut sein, sodass die darin enthaltenen Arzneimittel nicht von Ihrem Kind erreicht werden können. Suchen Sie zudem einen kühlen und trockenen Standort aus. Vom Badezimmer ist deshalb abzuraten, da das feuchtwarme Raumklima die Stabilität der Arzneimittel und die Klebekraft von Pflasterstreifen beeinträchtigt.

Überprüfen Sie regelmäßig – ein- bis zweimal im Jahr – die Arzneimittel auf ihr Verfallsdatum. Ersetzen Sie abgelaufene Präparate und geben die alten in Ihrer Apotheke ab.

Kinder sind keine kleinen Erwachsenen

Bestimmte frei verkäufliche fiebersenkende und schmerzstillende Medikamente, die wir als Erwachsene nehmen, sind für Säuglinge und Kleinkinder nicht geeignet. Ein Beispiel: Die viel gebräuchliche Acetylsalicylsäure (ASS) kann bei Kindern schwere Reaktionen auslösen. Deshalb ist das Präparat bei dieser Altersgruppe tabu. Stattdessen wird etwa mit Paracetamol (auch als Zäpfchen) in der für das Alter und die Größe richtigen Dosierung gearbeitet. Also: Verabreichen Sie nicht einfach eigene Medikamente in geringerer Dosis. Sondern lassen Sie sich zu der konkreten Wahl von Medikamenten für die in der Übersicht benannten Einsatzfälle beraten.

Wofür sollte Ihre Hausapotheke ausgestattet sein?
Zum einen zur Ersten Hilfe bei der Versorgung von Wunden und zur endgültigen Versorgung von Bagatellverletzungen wie Schürfwunden. Hierzu kann der **Inhalt eines Verbandkastens** um Folgendes ergänzt werden:

- Verbandmaterial, das auf die kindliche Größe passt
- „lustig" bedruckte Wundschnellverbände (Pflaster)
- Material zur Reinigung und Desinfektion der Wunde
- Wundheilsalbe und Salbe gegen einen „wunden Po" (mit den Wirkstoffen Zinkoxyd oder Panthenol)
- Zeckenkarte oder -pinzette
- Splitterpinzette

Ferner folgende Arzneimittel und Hilfsmittel:

- **bei Prellungen oder stumpfen Verletzungen:** zur Schmerzlinderung, zum Abschwellen und zum Abbau des Blutergusses
- **bei Erkältung oder Schnupfen:** Nasensekretabsauger, um die Nase des Babys zu reinigen; eine physiologische Kochsalzlösung als Nasentropfen; eventuell ein Hustensaft
- **bei Schmerzen:** schmerzlinderndes Arzneimittel nach Beratung durch Arzt/Apotheker
- **bei einem Insektenstich:** ein gegen Schmerzen und Schwellungen geeignetes kühlendes Gel
- **bei Fieber:** Digitalthermometer; fiebersenkendes Arzneimittel nach Beratung durch Arzt/Apotheker – besonders als Zäpfchen, die wirklich kühl gelagert werden müssen, oder als Fiebersaft
- **bei Blähungen oder Verstopfung:** zum Beispiel Kümmelöl; **bei Durchfall:** Arzneimittel nach Beratung
- **bei allergischen Reaktionen** der Haut, etwa bei Insektenstichen: Antiallergikum oder Antihistaminikum
- **Repellents** gegen Insekten

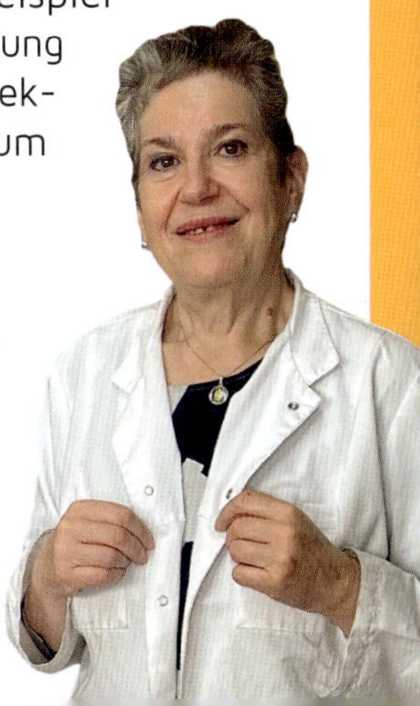

TIPP „Der Inhalt eines Verbandkastens ist eine gute Basis. Ergänzen Sie diesen um Hilfreiches: etwa auf die Größe von Kindern angepasstes Verbandmaterial oder eine Zeckenkarte, die für Jung und Alt wichtig ist. Arzneimittel müssen kühl und trocken aufbewahrt, in Abständen auf Haltbarkeit kontrolliert und wenn notwendig in der Apotheke entsorgt werden."

Maria Papastamatiou, Apothekerin

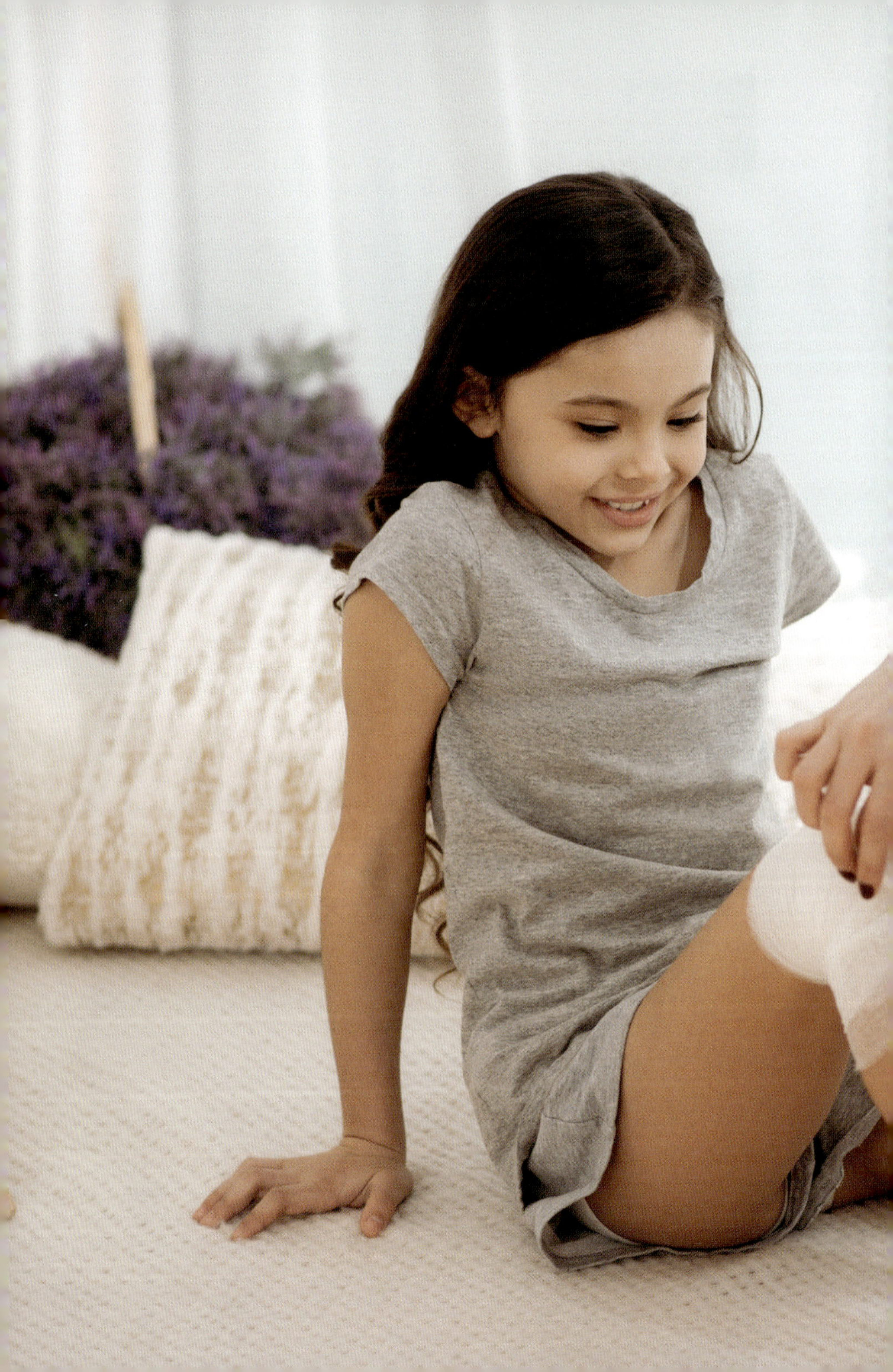

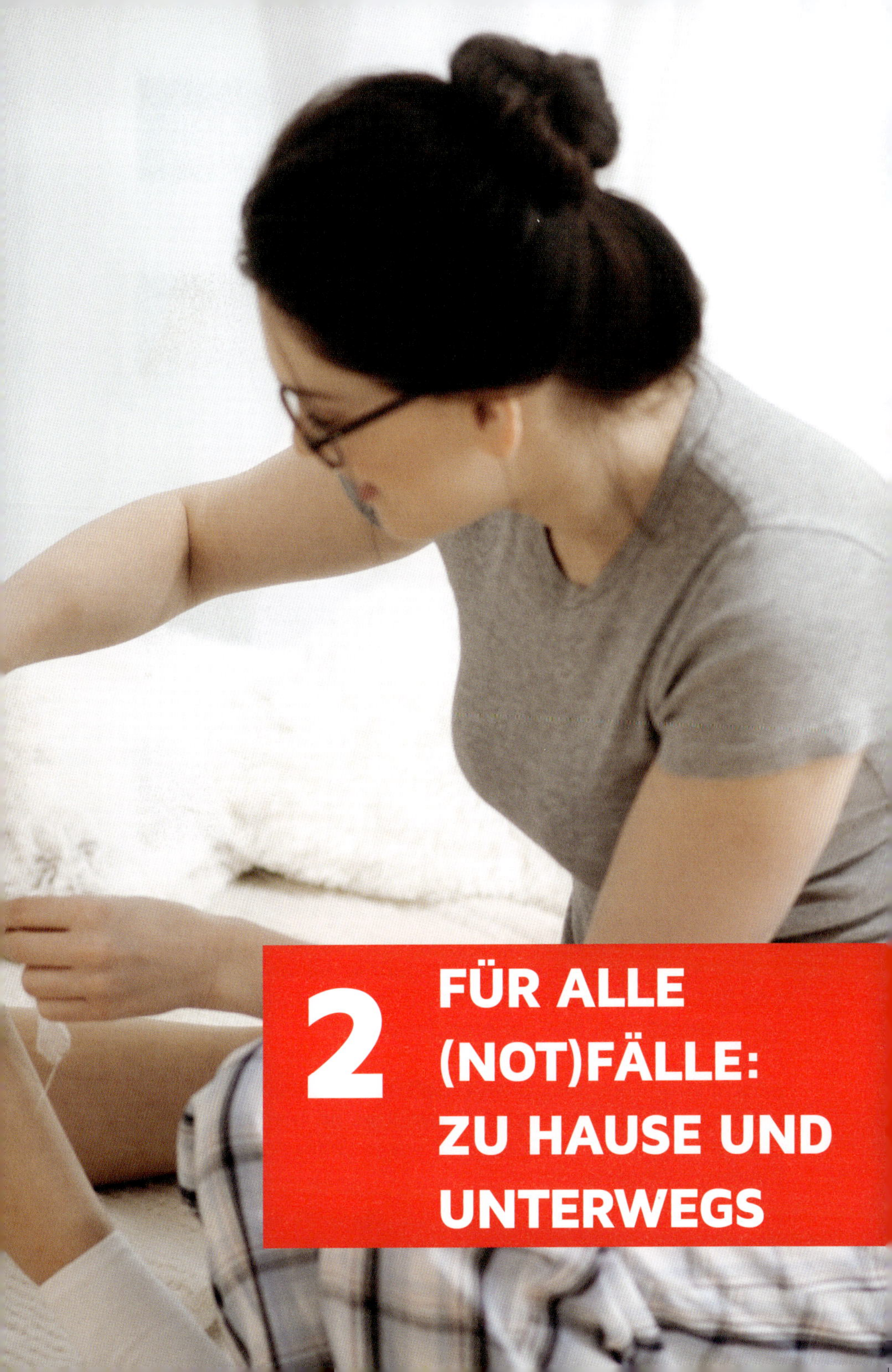

2 FÜR ALLE (NOT)FÄLLE: ZU HAUSE UND UNTERWEGS

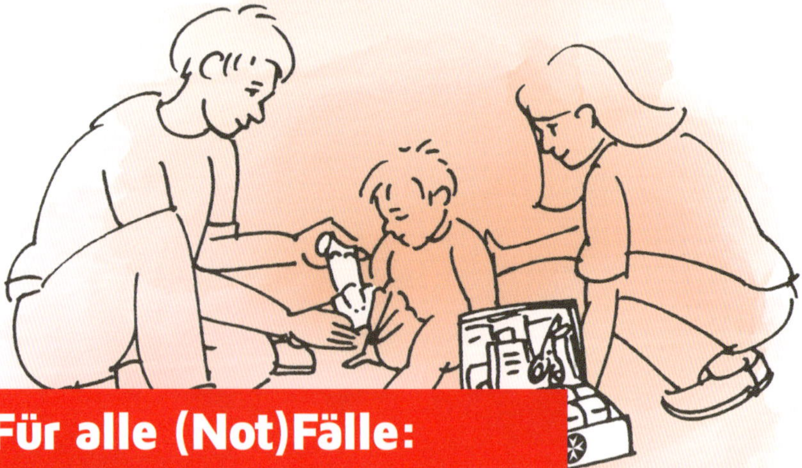

Für alle (Not)Fälle: zu Hause und unterwegs

In diesem Kapitel laden wir Sie auf eine Erste-Hilfe-Lernreise ein, die Ihnen das richtige Verhalten bei Notfällen mit Kindern im Alltag erklärt.

Die verschiedenen Notfälle werden anhand von sechs Leitsymptomen unterschieden. Ein Leitsymptom ist ein Anzeichen, das Ihnen beim Eintreffen am Notfallort am stärksten „ins Auge springt". Zu jedem erfahren Sie, mit welchen Maßnahmen Sie am besten reagieren können.

Ein Leitsymptom kann gleichermaßen bei vielen unterschiedlichen Notfällen mit Kindern auftreten. Das vorgestellte Maßnahmenpaket zu dem jeweiligen Leitsymptom reicht bei diesen Notfällen in der Regel allein aus. Die Ausnahme bilden einzelne Notfälle und deren Besonderheiten, die wir im Detail mit ihren Anzeichen oder zusätzlichen Maßnahmen vorstellen.

Abschließend können Sie vertieft in die besonders bei Kindern wichtigen Themenbereiche „Einwirkungen von Hitze und Kälte", „Vergiftungen und Verätzungen" sowie „Infektionskrankheiten bei Kindern" einsteigen.

Die sechs Leitsymptome in der Übersicht:

Nicht erweckbar
- Bewusstlosigkeit
- Krampfanfälle

Keine Atmung
- ausgefallene Atmung
- Ertrinken oder Badeunfall
- Stromunfall

Probleme in der Brust
- Fremdkörper in den Atemwegen
- Asthma (bronchiale)
- Insektenstiche im Mund
- Pseudokrupp

Verletzungen
- Wunden und Blutungen
- Insektenstich
- Zeckenstich
- Verletzungen der Knochen, Gelenke und Muskeln

Probleme im Kopf
- Verletzungen im Kopfbereich
- Gehirnerschütterung

Probleme im Bauch
- Verletzungen im Bauch
- Brechdurchfälle
- Diabetes mellitus
- Vergiftungen

Was bei einem Notfall immer wichtig und richtig ist

Notfälle sind Verletzungen ebenso wie Vergiftungen und akute Erkrankungen. Sie haben gemeinsam, dass sie einen plötzlichen Verlauf nehmen, bei dem eine oder mehrere der lebenswichtigen Funktionen beeinträchtigt werden oder ausfallen. Die drei lebenswichtigen Funktionen – Bewusstsein, Atmung und das Herz-Kreislauf-System – stehen dabei in engem Zusammenhang, denn sie beeinflussen sich gegenseitig. So hat eine verschlechterte Atemfunktion Auswirkungen auf das Herz. Angst wirkt auf die Atmung und den Kreislauf beschleunigend.

Die Maßnahmen der Ersten Hilfe sollen eine Verschlechterung der lebenswichtigen Funktionen sowie deren Ausfall verhindern oder sie wie bei der Wiederbelebung ersetzen.

Ihre Rolle: Ersthelfer

Im Notfall sind Sie als Ersthelfer gefragt – für sich, Ihre Familie oder andere Betroffene. Sie sorgen dafür, dass die sogenannte Rettungskette funktioniert.

Die Rettungskette zeigt die ideale Abfolge bei der Versorgung von Notfallpatienten:

1. Eigen- und Fremdschutz

2. Notruf

3. Erste Hilfe

4. Rettungsdienst

5. Krankenhaus

Damit die Rettungskette optimal funktioniert und der Patient überlebt, ist jeder Teil der Kette darauf angewiesen, dass sowohl die vorherigen als auch die folgenden Aufgaben schnell und korrekt durchgeführt werden.

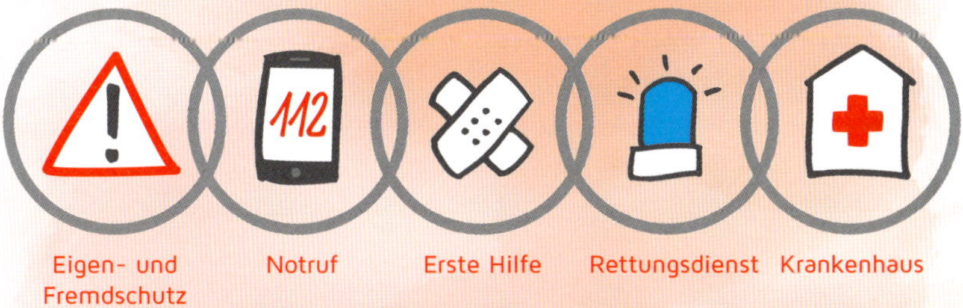

Bis der Rettungsdienst eintrifft und die Versorgung des Patienten übernimmt, liegen die Maßnahmen, die die ersten drei Glieder der Rettungskette repräsentieren, in Ihren Händen: Eigen- und Fremdschutz, Notruf und Maßnahmen der Ersten Hilfe. Kurz: **SMH** (**S**chützen, **M**elden, **H**elfen).

Vorgehen bei Notfällen

Für das richtige Vorgehen können Sie sich für alle Notfälle, auf die Sie als Ersthelfer treffen können, diesen Spruch merken:

Sehen – Schützen – Retten – Prüfen – Notruf – Helfen – und noch das PAKET.

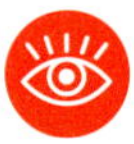

1. SEHEN

Das Wichtigste zuerst: Bewahren Sie im Notfall Ruhe! Atmen Sie erst einmal tief durch. So gehen Sie gut mit Ihrer Nervosität, Unsicherheit und Angst um. Und so überträgt sich dies auch nicht auf das Kind.

Nun verschaffen Sie sich einen Überblick. Auf den ersten Blick erkennen Sie beispielswiese:

- die Ursachen des Notfalls.
- mögliche Gefahren im Umfeld: Aussehen, Körperhaltung und Verhalten des Kindes verraten viel über das Befinden und über das Leitsymptom des Notfalls.
- andere wichtige Informationen: Anzahl der betroffenen Kinder und weiterer möglicher Ersthelfer, mögliche Hilfsmittel für die Erste Hilfe (Erste-Hilfe-Kasten aus einem Auto) etc.

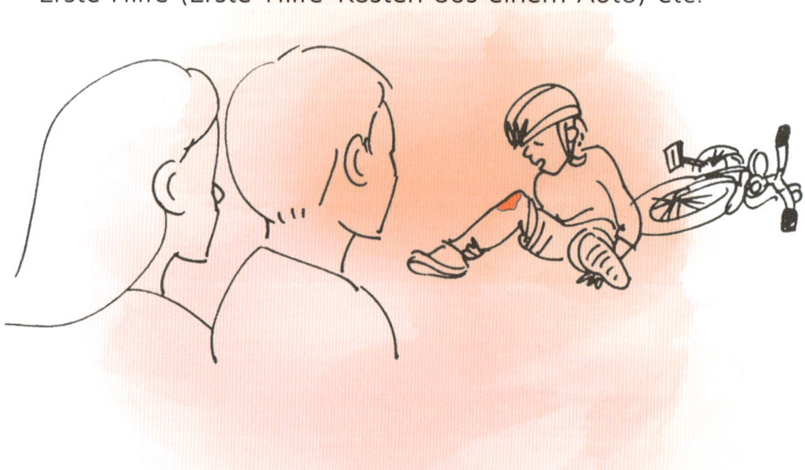

2. SCHÜTZEN

Haben Sie auf den ersten Blick Gefahren erkannt? Dann steht jetzt Sicherheit an erster Stelle! Bevor Sie dem betroffenen Kind helfen, müssen Sie sich und andere vor den identifizierten Gefahren schützen. Erste Hilfe darf kein „falsches Heldentum" bedeuten. Es gibt Notfall- und Gefahrensituationen, bei denen Sie nur die 112 anrufen können, denn das schnelle Eintreffen der professionellen Helfer, zum Beispiel der Feuerwehr, ist hier das Wichtigste.

Absichern: Eigen- und Fremdschutz

Gehen Sie immer mit offenen Augen für mögliche Gefahren an den Notfallort heran. Mögliche Maßnahmen für den Eigen- und Fremdschutz sind:

- **bei fließendem Verkehr:** Sichern Sie die Unfallstelle mit Warnblinker, -weste und -dreieck ab. Das Warndreieck sollten Sie so viele Meter entfernt aufstellen, wie die Höchstgeschwindigkeit beträgt.

- **bei Haushaltsstrom:** Ziehen Sie den Gerätestecker und nehmen Sie die Sicherung am Sicherungskasten heraus. Erst dann können Sie das Kind anfassen.

- **bei Hochspannung:** Halten Sie mehrere Meter Abstand und rufen Sie die 112 an.

- **bei Gasen in geschlossenen Räumen:** (zum Beispiel Kohlenmonoxid [CO], das durch unvollständige Verbrennung entsteht, oder Gas, das aus einer Leitung austritt): Betätigen Sie keine Klingel und keinen Lichtschalter. Rufen Sie die 112 an und lassen Sie zum Lüften die Tür offen stehen.

- **bei Entstehungsbränden:** Unternehmen Sie einen Löschversuch mit dem Feuerlöscher. Beachten Sie dabei die Windrichtung und die Rauchentwicklung: Bekämpfen Sie zuerst den Brandherd.

- **bei Bränden:** Verlassen Sie das Gebäude und helfen dabei anderen Bewohnern – etwa in der Mobilität eingeschränkten. Halten Sie Abstand zum Gebäude und rufen Sie die 112 an.

- **bei Notfällen in Sickergruben oder Silos:** Hier entsteht ein „Kohlendioxid-See", der den lebenswichtigen Sauerstoff verdrängt. Es besteht Erstickungsgefahr. Steigen oder gehen Sie daher nicht hinein, sondern rufen Sie die 112 an.

- **bei möglichem Kontakt mit Körperflüssigkeiten oder Kontaktgiften:** Ziehen Sie Einmalhandschuhe an.

- **bei der Beatmung:** Wenn Sie Angst vor dem Kontakt bei der Beatmung haben oder einen möglichen Kontakt mit Körperflüssigkeiten wie Blut verhindern möchten, dann verwenden Sie ein Beatmungstuch oder eine Beatmungshilfe. Bei Kontaktgiften kann nur mit Hilfsmitteln (Beatmungsmaske, Beatmungsbeutel) beatmet werden.

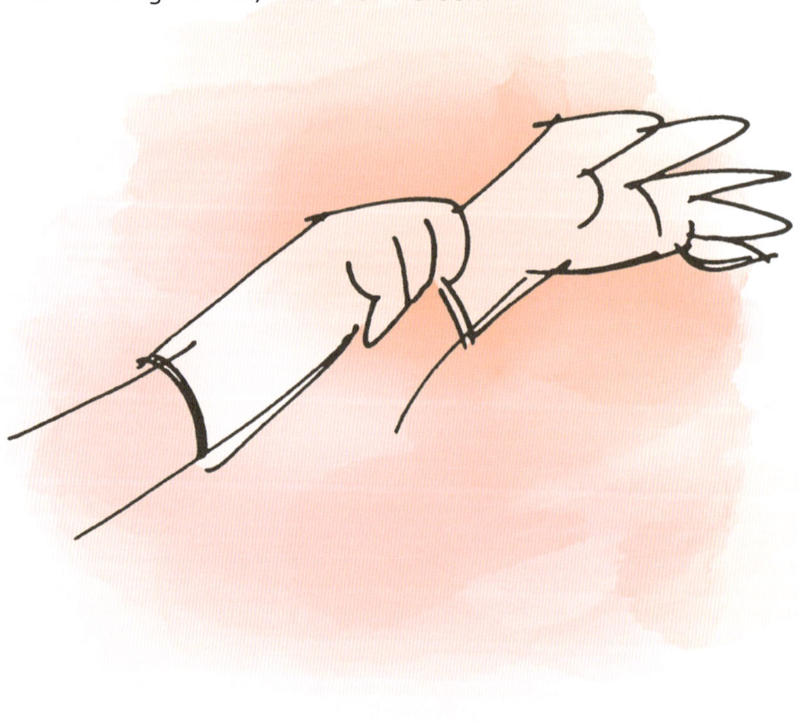

3. RETTEN

Wenn Gefahren bestehen, retten Sie das betroffene Kind mit dem Rautek-Rettungsgriff aus dem Gefahrenbereich.

So retten Sie mit dem Rautek-Rettungsgriff aus einem Auto:

- Schalten Sie den Motor aus.
- Ziehen Sie die Handbremse an.

①

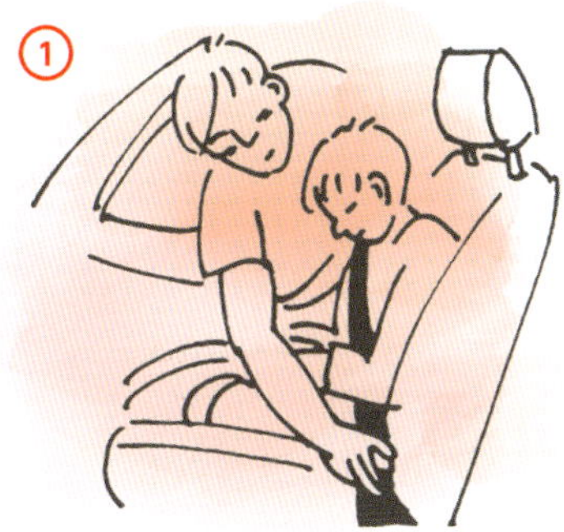

- Lösen Sie den Sicherheitsgurt oder trennen Sie ihn durch.
- Wenn sich das Kind auf dem Beifahrersitz befindet: Beachten Sie den Airbag. Kommen Sie nicht mit dem eigenen Körper in den Raum zwischen Airbag und Kind.

②

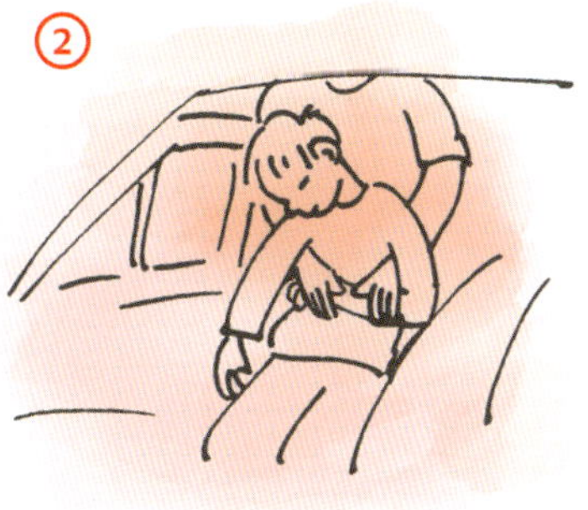

- Drehen Sie das Kind im Sitz mit dem Rücken zu sich.
- Greifen Sie unter beiden Achseln hindurch einen – möglichst unverletzten – Arm mit beiden Händen im Affengriff (Affengriff: Auch die Daumen liegen oben).

③

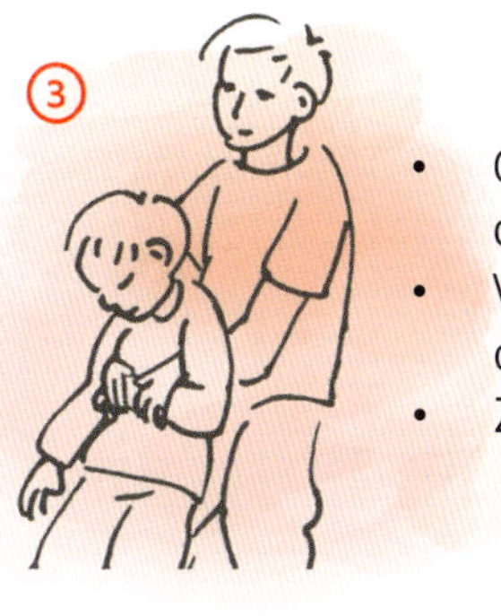

- Gehen Sie etwas in die Knie und ziehen dann das Kind darauf.
- Wenn ein zweiter Helfer vor Ort ist, nimmt dieser die Beine des Kindes.
- Ziehen Sie es an eine sichere Stelle.

So retten Sie mit dem Rautek-Rettungsgriff ein am Boden liegendes, bewusstloses Kind:

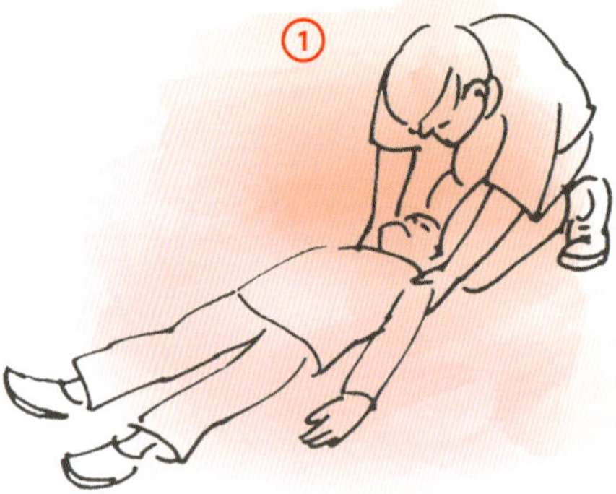

- Greifen Sie mit beiden Händen unter den Hals und die Schultern des Kindes.

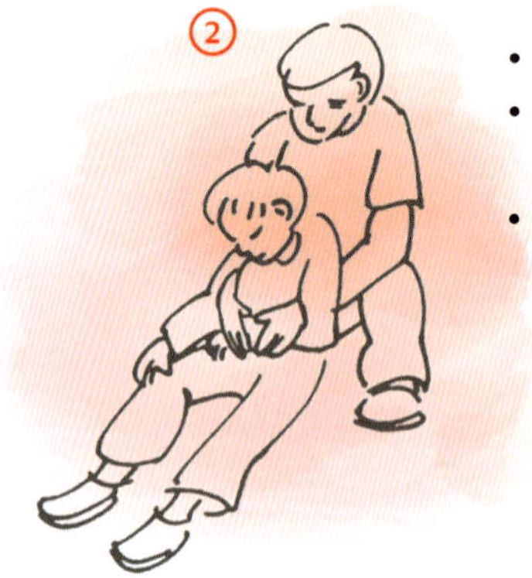

- Richten Sie es auf.
- Damit es nicht zurücksackt, stellen Sie sich mit Ihren Beinen dahinter.
- Greifen Sie unter beiden Achseln hindurch einen – möglichst unverletzten – Arm mit beiden Händen im Affengriff.

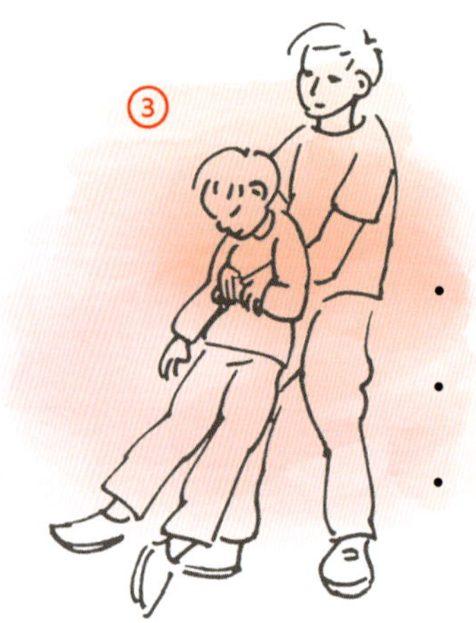

- Gehen Sie etwas in die Knie und ziehen dann das Kind darauf.
- Wenn ein zweiter Helfer vor Ort ist, nimmt dieser die Beine des Kindes.
- Ziehen Sie es an eine sichere Stelle.

4. PRÜFEN

Prüfen Sie zuerst die lebenswichtigen Funktionen Bewusstsein und Atmung des Kindes.

Ansprechen

Sprechen Sie das betroffene Kind an und berühren Sie es vorsichtig. Gegebenenfalls rütteln Sie es leicht an den Schultern.

Was stellen Sie fest?

- Wenn es **erweckbar** ist, können Sie das Kind nach Problemen fragen und zum Beispiel nach Verletzungen suchen.
- Wenn es **nicht erweckbar** ist, müssen Sie nun die Atmung prüfen.

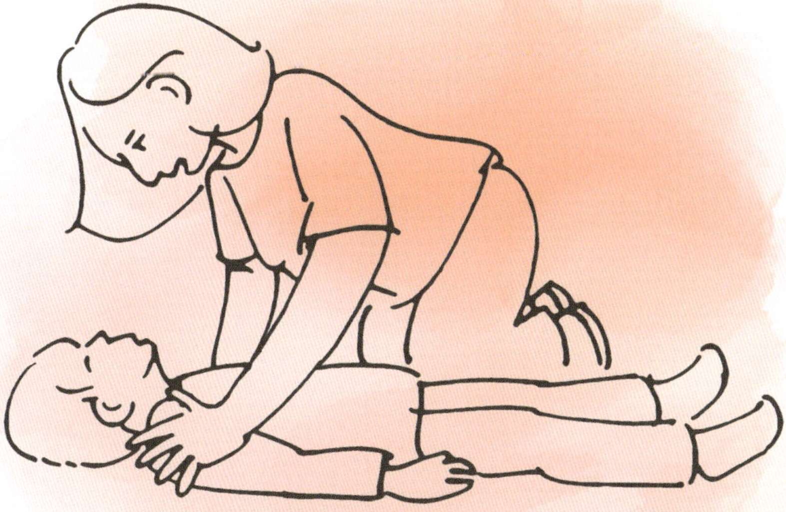

Atmung prüfen

Um den Kontakt mit Körperflüssigkeiten zu vermeiden, sollten Sie bei der Überprüfung der Atmung Einmalhandschuhe anziehen. Gehen Sie nun wie folgt vor:

- Schauen Sie in den Mund-Rachenraum. Behindern Fremdkörper (Erbrochenes, Spielzeugteile) die Atmung? Entfernen Sie diese mit den Fingern.
- Überstrecken Sie den Kopf des Kindes leicht nach hinten.
- Prüfen Sie die Atmung:
  - **Sehen** Sie Atembewegungen an Brust und Bauch des Kindes?
  - **Hören** Sie Atemgeräusche?
  - **Fühlen** Sie Atemluft an Ihrer Wange?

Was stellen Sie fest?

- Hat das betroffene Kind eine **normale Atmung**, dann ist es bewusstlos. Folgen Sie den Maßnahmen zum Leitsymptom „Nicht erweckbar" (ab Seite 40).
- Hat das betroffene Kind **keine normale Atmung**: Folgen Sie dem Maßnahmenpaket zum Leitsymptom „Keine Atmung" (ab Seite 48).

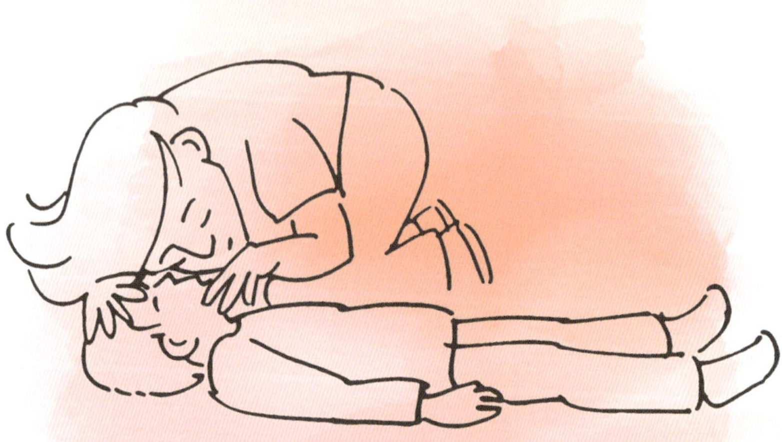

Suche nach Verletzungen am gesamten Körper

- Suchen Sie den Körper des Kindes von oben bis unten nach Verletzungen ab.
- Achten Sie durch Sehen, Hören und Fühlen auf Veränderungen, die auf Verletzungen oder eine akute oder plötzliche Erkrankung hindeuten.
- Beine und Arme untersuchen Sie im Seitenvergleich. Ist ein Bein kürzer als das andere, kann dies auf einen Knochenbruch hinweisen.

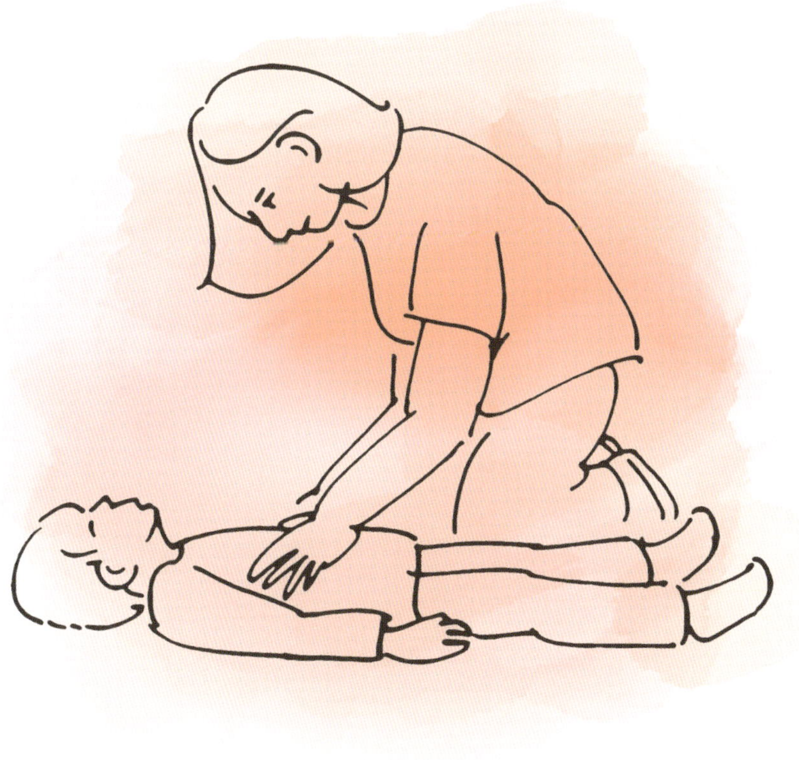

5. NOTRUF

Wenn es Probleme gibt und besonders wenn sich die lebenswichtigen Funktionen Bewusstsein und Atmung verändern, rufen Sie immer die 112 an.

Geben Sie dabei Ihrem Gesprächspartner in der Leitstelle am Telefon Antworten auf die 5 W-Fragen:

- **Wo** ist es passiert?
- **Was** ist passiert?
- **Wie viele** Verletzte/Erkrankte gibt es?
- **Welche** Verletzungen/Erkrankungen konnten Sie erkennen?
- **Warten** Sie auf Rückfragen!

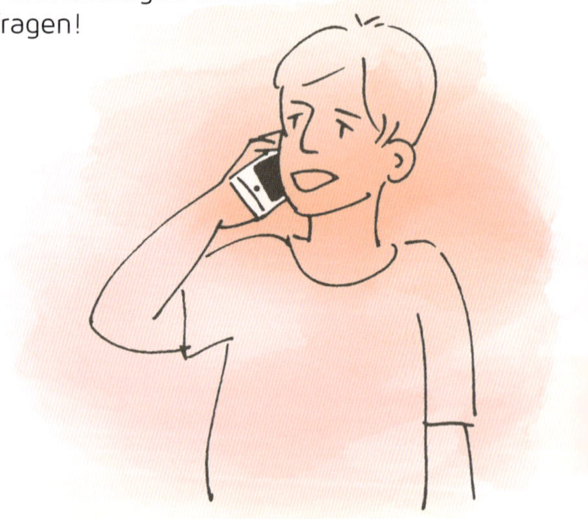

WICHTIG!

Wenn ein Kind bei einem Notfall betroffen ist, sollten Sie dies unbedingt mitteilen. Nennen Sie zudem das ungefähre Alter des Kindes. Das ist in der Leitstelle wichtig für die Planung der Rettungsmittel/-kräfte.

Die Giftinformationszentren sind nur für die Beratung, nicht für Notfälle geeignet. Rufen Sie dort zum Beispiel an, wenn das Kind unbekannte Früchte im Garten gegessen hat, aber noch keine gesundheitlichen Probleme zeigt. Eine Auflistung der Giftinformationszentren in Deutschland, Österreich und der Schweiz finden Sie auf der Doppelseite 126/27.

6. HELFEN

Bei diesem Schritt folgen die Erste-Hilfe-Maßnahmen, die sich an dem jeweiligen Leitsymptom ausrichten. Diese Erste-Hilfe-Maßnahmen sind in den jeweiligen Notfällen nachfolgend nach Leitsymptomen geordnet beschrieben:

Nicht erweckbar: Störungen des Bewusstseins, Fieberkrampf und andere Krampfanfälle

Keine Atmung: Atem- und Herz-Kreislaufstillstand, plötzlicher Kindstod, Stromunfälle, Ertrinken oder Badeunfall

Probleme in der Brust: Störungen von Atmung und Herz-Kreislauf-System, Fremdkörper in den Atemwegen, Insektenstiche im Mund-Rachenraum, Asthma, Pseudokrupp

Verletzungen: Wunden, Blutungen, Insektenstiche, Zeckenstiche, Verletzungen der Knochen, Gelenke und Muskeln

Probleme im Kopf: Verletzungen und akute Erkrankungen im Kopfbereich wie Gehirnerschütterung

Probleme im Bauch: Verletzungen und akute Erkrankungen im Bauchraum wie Vergiftungen über den Mund, Brechdurchfall, Diabetes mellitus

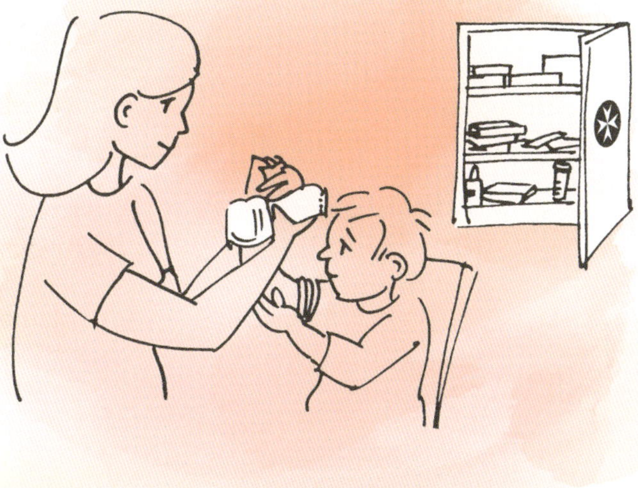

7. DAS PAKET

Zum sogenannten PAKET gehören vier Maßnahmen, die in der Ersten Hilfe immer richtig sind.

Kinder können sie schnell mit folgendem Merkspruch und Lied lernen:

„Mit Hallo, Atmung fängst Du an –
Als Zweites folgt der Notruf dann –
Darauf deckst Du ihn schützend zu –
Mit Trösten kommt er dann zur Ruh."

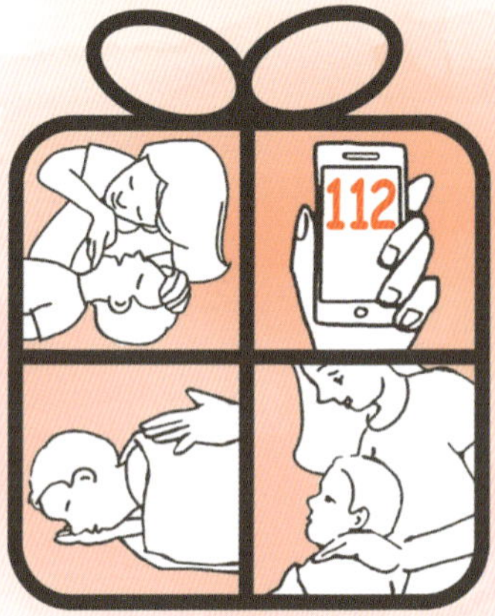

1. **Prüfen** Sie immer wieder die lebenswichtigen Funktionen und schauen nach dem Zustand des betroffenen Kindes.

2. **Notruf:** Wenn er notwendig ist oder wird, dann rufen Sie bei der 112 an.

3. **Erhalten Sie die Eigenwärme des Kindes:** Eine Rettungsdecke wärmt nicht nur, sondern gibt ihm auch ein sicheres Gefühl. Legen Sie die Decke über und unter das Kind.

4. **Trösten** und betreuen Sie das Kind. Hier haben die Psychologen Frank Lassogga und Bernd Gasch eine **4S-Regel** für die psychische Erste Hilfe entwickelt:

- **S**age, dass Du da bist und dass etwas geschieht.
- **S**prich und höre zu.
- **S**uche vorsichtigen Körperkontakt.
- **S**chirme den Verletzten von Gaffern ab.

Übrigens: Tun Sie das auch bei Bewusstlosen.

Ziehharmonika-Trick

Fragen Sie sich: Wie bekomme ich denn unter ein liegendes, bewusstloses Kind eine (Rettungs-)Decke, um es auch zum Boden hin warmzuhalten? Das lernen Sie ganz einfach mit dem Ziehharmonika-Trick.

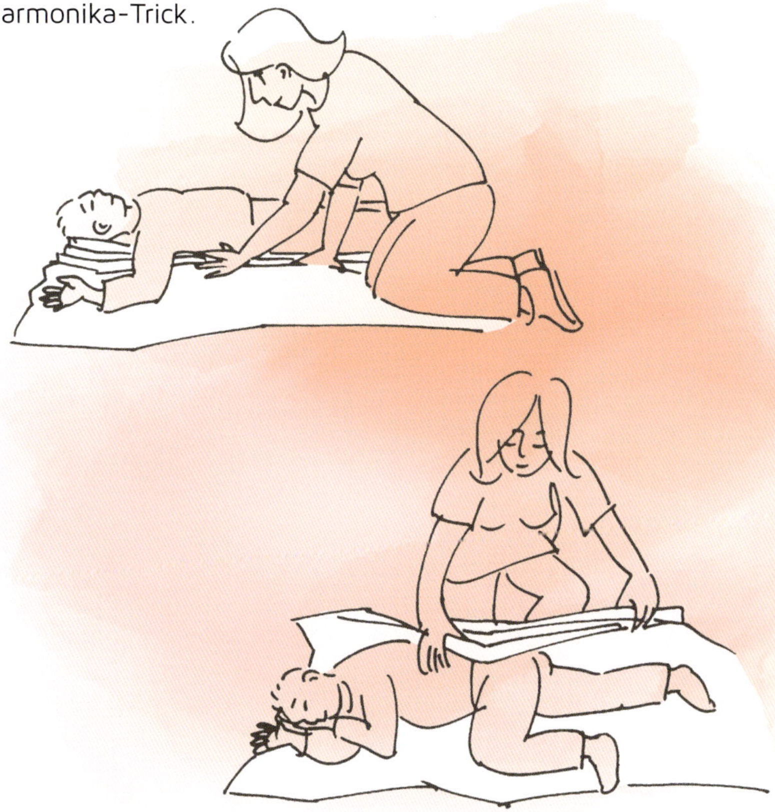

So gehen Sie vor:

Knien Sie sich neben das Kind. Legen Sie eine ausgebreitete Decke neben es und zwar an der Ihnen gegenüberliegenden Seite. Die ausgebreitete Decke falten Sie so zusammen, dass die Decke wie eine Ziehharmonika aussieht. Nun müssen Sie das Kind seitlich zu sich hindrehen. Legen Sie die Ziehharmonika unter den Rücken und legen Sie das Kind zurück. Anschließend drehen Sie es in die andere Richtung und ziehen die Ziehharmonika unter dem Rücken durch. Fertig! Das ist wirklich kinderleicht.

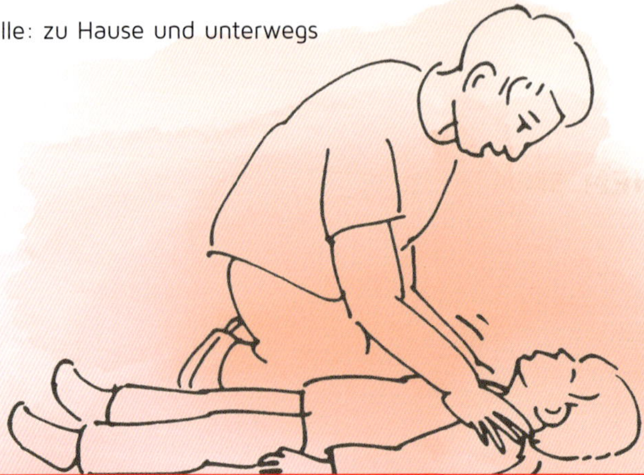

Leitsymptom: Nicht erweckbar

Wenn die lebenswichtige Hirnfunktion gestört ist, äußert sich das meist in einer Störung des Bewusstseins. Die Ursachen dafür können sein:

- Störungen anderer lebenswichtiger Funktionen wie Atmung und Herz-Kreislauf (Schock)
- Gewalteinwirkung auf den Kopf (schwere Gehirnerschütterung)
- Hitze- oder Kälteschäden
- oder Stoffwechselstörungen (Unterzuckerung bei Diabetes)

Bei einer **Bewusstseinstrübung** ist das Kind noch ansprechbar und **erweckbar**. Allerdings zeigt es Orientierungsstörungen („Wo bin ich?"), ist deutlich verlangsamt oder reagiert nicht normal auf Fragen. Bei einer **Bewusstlosigkeit** ist das Kind **nicht erweckbar**. Wenn es zudem nicht atmet, finden Sie die entsprechende Anleitung unter „Leitsymptom: Keine Atmung" (ab Seite 48).

Wenn es atmet, folgen jetzt die richtigen Erste-Hilfe-Maßnahmen.

SO GEHEN SIE BEI BEWUSSTLOSIGKEIT VOR!

1. SEHEN

Sie sehen auf den ersten Blick eine mögliche Ursache für den Notfall, wie etwa:

- Verletzung bei Sturz, Verkehrsunfall oder Ähnlichem.
- Einwirkungen von Sonne, Hitze oder Kälte.
- (beobachteter) Krampfanfall.

2. SCHÜTZEN

Bei Gefahr: Sichern Sie sich selbst und alle anderen im Gefahrenbereich.

3. RETTEN

Bei Gefahr: Retten Sie sich und alle anderen aus dem Gefahrenbereich.

4. PRÜFEN

Prüfen Sie das Bewusstsein und die Atmung des Kindes. Sprechen Sie es an und rütteln Sie gegebenenfalls leicht an den Schultern.

Ergebnis: Das Kind wacht nicht auf, es atmet aber. Es **ist bewusstlos**.

5. NOTRUF

Rufen Sie die 112 an! Oder beauftragen Sie einen anderen Ersthelfer. Beantworten Sie die 5 W-Fragen des Notrufs.

6. HELFEN

Neugeborene und **Babys** legen Sie in die **Bauchlage**, **Kinder** in die **stabile Seitenlage**.

Die Anleitung finden Sie auf der nächsten Doppelseite.

7. DAS PAKET

Bei diesem Notfall ist besonders wichtig: Legen Sie eine (Rettungs-) Decke über und unter Ihr Kind! So verhindern Sie sein Auskühlen.

TIPP „Probieren Sie die stabile Seitenlage doch gleich einmal zusammen mit Ihrem Kind aus. Das trainiert und macht Spaß. Für das Gedächtnis hilft vielleicht auch ein Bild: Mich als Kölnerin erinnert die Lage an ein Funkenmariechen."

Sylvia Steinhauer-Lisicki, Fachbereichsleitung Tageseinrichtungen für Kinder/Fachstelle Kinderschutz

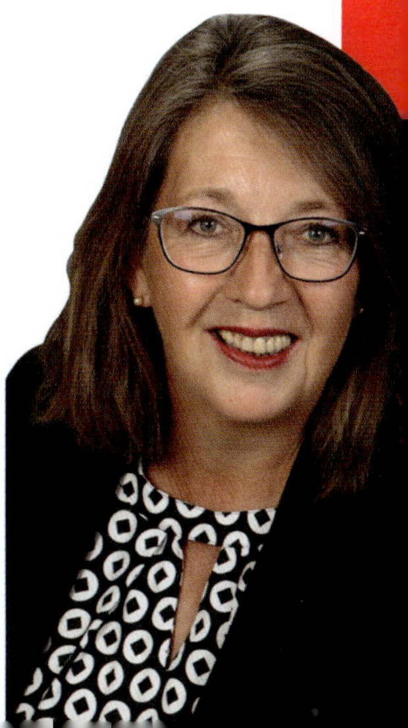

Stabile Seitenlage: So gehen Sie vor!

Das betroffene Kind liegt auf dem Rücken. Oder es wird von Ihnen behutsam in diese Lage gebracht.

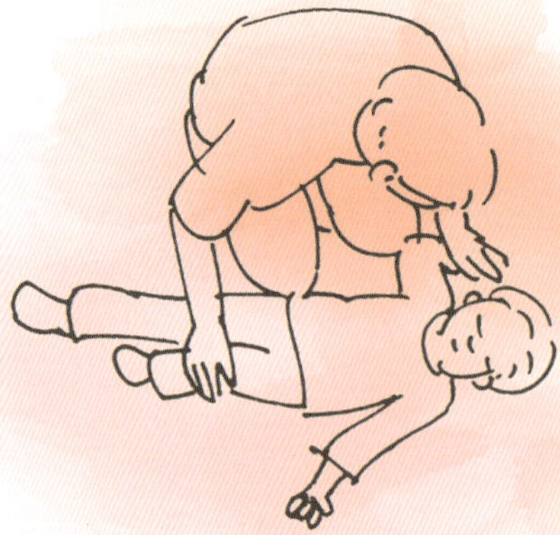

1. Sie knien sich neben das betroffene Kind.
2. Sie greifen den nahen Arm des Kindes und winkeln diesen nach oben an.

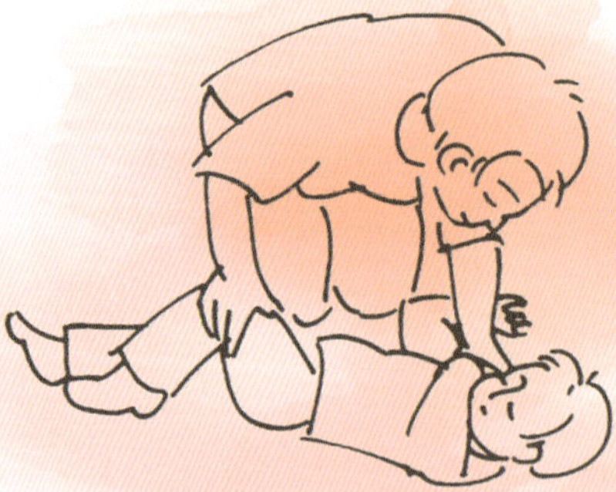

3. Legen Sie seinen fernen Arm über seine Brust.
4. Winkeln Sie das ferne Bein des Kindes an.
5. Drehen Sie das Kind nun zu sich auf die Seite.

Zum Erklärvideo
kurz und knapp

Zum Erklärvideo
ausführlich

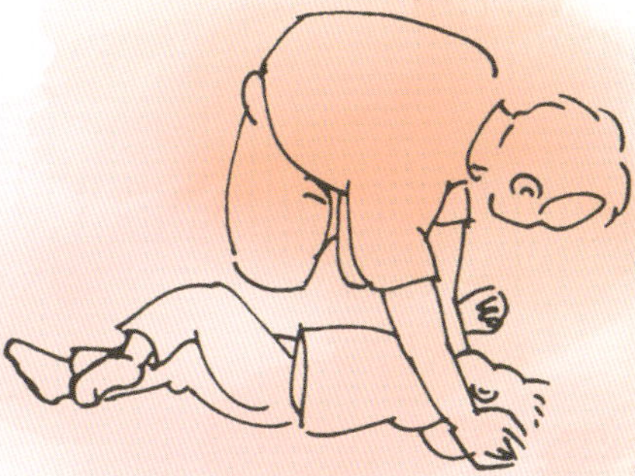

6 Winkeln Sie sein oberes Bein an.

7 Überstrecken Sie seinen Kopf nach hinten.

8 Öffnen Sie den Mund des Kindes.

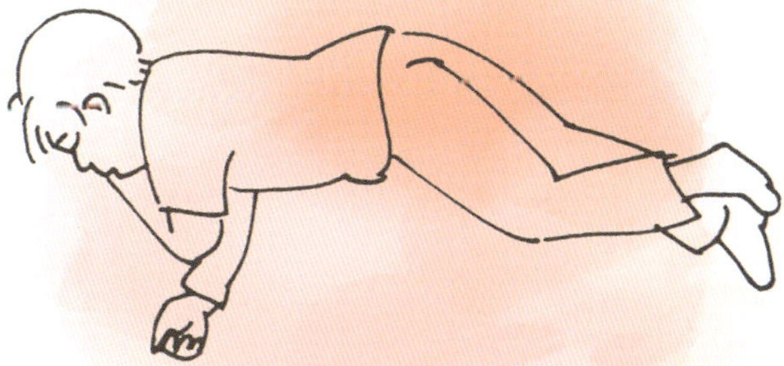

WICHTIG!

Bei Bewusstlosigkeit erschlafft die Muskulatur und Schutzreflexe wie das Husten fallen aus. So kann Mageninhalt bis in die Lunge gelangen oder die Zunge die Atemwege versperren.

Deshalb:

- Als tiefstem Punkt des Körpers kann durch den offenen Mund Erbrochenes herauslaufen.
- Um die Zunge aus dem Rachenraum zu heben, muss der Kopf leicht nach hinten überstreckt sein.

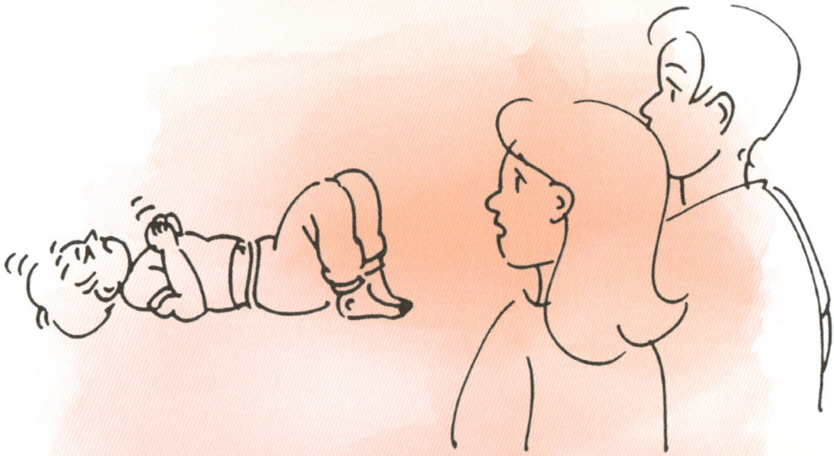

Besonderheit: Krampfanfälle

Sie entstehen aus einer plötzlichen, ausgeprägten Reizung bestimmter Hirnregionen, etwa durch einen Wärmestau im Körper. Jedes 20. Kind macht bis zum Erwachsenenalter einen Krampfanfall durch. Die anfängliche Sorge der betroffenen Eltern, dass ihr Kind an Epilepsie leiden könnte, ist in vielen Fällen unbegründet.

Häufiger handelt es sich um einen **Fieberkrampf**, der meist beim ersten Fieberanstieg im Rahmen eines akuten Infektes entsteht. Er kann in der Regel zwischen dem 6. Lebensmonat und dem 5. Lebensjahr auftreten.

Große Krampfanfälle laufen in Phasen ab. In einer dieser Phasen liegt das betroffene Kind wie im Tiefschlaf und ist nicht erweckbar, also bewusstlos.

SO GEHEN SIE BEI EINEM KRAMPFANFALL VOR!

1. SEHEN

Sie sehen auf den ersten Blick: Das Kind krampft am gesamten Körper. Zeitweise ist der Körper starr, dann wieder zuckend.

2. SCHÜTZEN

Sichern Sie sich selbst und schützen Sie das Kind vor weiteren Verletzungen:

- Sie räumen gefährliche Gegenstände weg.
- Sie legen ein Polster unter seinen Kopf.
- Sie schützen das Kind vor dem Herausfallen aus dem Bett.

Aber:

- Versuchen Sie nicht das Kind festzuhalten.
- Versuchen Sie nicht, aus Angst vor einem Zungenbiss Gegenstände zwischen die Zähne zu schieben! Holz kann splittern und von Taschentüchern können sich Teile ablösen. Diese könnten die Atmung gefährden.

3. RETTEN

Bei Gefahr: Retten aus dem Gefahrenbereich.

4. PRÜFEN

Krampfanfälle laufen in drei Phasen ab.

1.Phase: Das Kind krampft.
2.Phase: Das Kind liegt ruhig und ist nicht erweckbar. Prüfen Sie in dieser Phase das Bewusstsein und die Atmung des Kindes.
Ergebnis: Das Kind wacht nicht auf. Es atmet. Es ist bewusstlos.
3.Phase: Das Kind wacht auf.

5. NOTRUF

Rufen Sie die 112 an! Oder beauftragen Sie einen anderen Ersthelfer. Beantworten Sie die 5 W-Fragen des Notrufs.

6. HELFEN

Legen Sie das Kind während der zweiten Krampfphase in die **stabile Seitenlage**. Säuglinge und Kleinkinder in die **stabile Bauchlage**.

7. DAS PAKET

Die vier Maßnahmen, die bei jedem Notfall wichtig und richtig sind.

Neugeborenenkrämpfe

Die Symptome dieser Besonderheit sind häufig schwer zu deuten. Generell kommen Krampfanfälle bei Neugeborenen nur selten vor. Sie entstehen durch eine Hirnerkrankung und treten bereits während der ersten Lebenstage auf. Zeichen können sein:

- plötzliche Streck- oder Beugebewegungen von Armen oder Beinen
- ungewöhnliche Muskelschlaffheit
- plötzliches Verdrehen der Augen
- ungewöhnliches Sabbern oder Schmatzen, Schluckauf
- oder (kurze) Atemstillstände

Legen Sie in der zweiten Phase des Krampfanfalls das Neugeborene in die **stabile Bauchlage.**

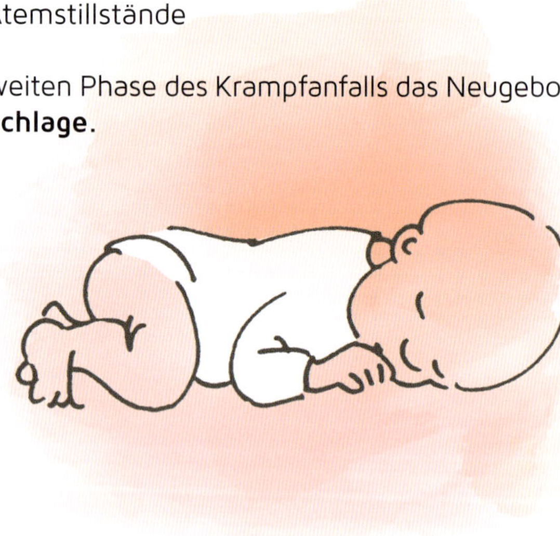

Epilepsie

Von Epilepsie spricht man, wenn wiederholt, ohne äußere Ursachen, Krampfanfälle auftreten. Ein epileptischer Anfall zeigt sich in plötzlichen, zeitlich begrenzten Bewusstseinsstörungen oder auch Muskelzuckungen. Ein Anfall kann mit und ohne Bewusstseinsverlust einhergehen. Das Erscheinungsbild eines Krampfanfalls kann sehr variieren.

Sollte eine Bewusstlosigkeit bei dem Kind auftreten, folgen Sie den Erste-Hilfe-Maßnahmen zum Leitsymptom „Nicht erweckbar".

Affektkrampf

Sie treten besonders im Alter von 6-18 Monaten auf. Ursachen können plötzliche unangenehme Reize sein wie Wut, Schmerz oder Enttäuschung. Zeichen sind zum Beispiel:

- Das Schreien des Babys bricht plötzlich ab und es kommt zu einem kurzen Stillstand der Atmung wie beim Luftanhalten.
- Die Haut färbt sich blau.
- Arme und Beine beginnen zu zucken.

Zwar vermindert sich kurzzeitig die Sauerstoffversorgung, durch den normalen Atemreflex löst sich der Krampf aber schnell. Das Kind beginnt wieder zu atmen, bevor es zur Schädigung des Gehirns kommt.

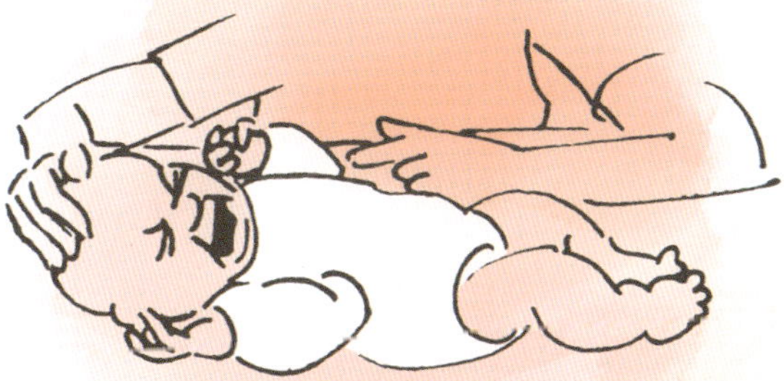

WICHTIG!

Um den Arzt gut zu informieren, beobachten Sie genau:

- Wie läuft der Anfall ab?
- Wohin schauen die Augen des Kindes?
- Wie lange dauert der Anfall?

Oder: Machen Sie von dem Anfall ein Handyvideo, um dieses später zeigen zu können.

Ist bei Ihrem Kind schon einmal ein Fieberkrampf aufgetreten, beugen Sie früh einem neuen vor:

- Geben Sie fiebersenkende Medikamente (oft Zäpfchen), die von dem Kinderarzt verschrieben wurden.
- Machen Sie (kühle) Wadenwickel.

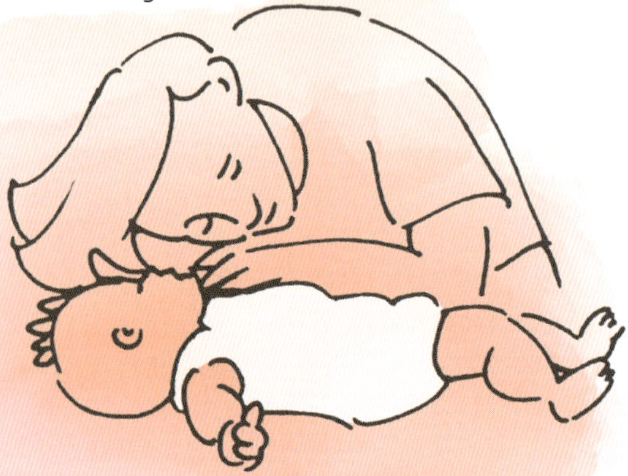

Leitsymptom: Keine Atmung

Neben der Hirnfunktion sind bei diesem Leitsymptom auch die übrigen lebenswichtigen Funktionen Atmung und das Herz-Kreislauf-System ausgefallen. Der **Herz-Kreislaufstillstand** kann im Kleinkind- und Kindesalter als Folge eines Atemstillstandes durch Aspiration (Einatmen von Gegenständen, Nahrung, Flüssigkeit), Vergiftung und durch Stromeinwirkung eintreten.

Es ist sicherlich das dramatischste Erlebnis für Eltern, wenn ihr zuvor gesundes Baby ohne erkennbare Ursache im Schlaf verstirbt. Mediziner nennen dies **plötzlichen Säuglings-/Kindstod** oder **Sudden Infant Death Syndrom (SIDS)**. Am häufigsten tritt dieser zwischen dem 2. und 4. Lebensmonat des 1. Lebensjahrs auf. Jungen sind etwas häufiger betroffen als Mädchen.

Zum Glück können wichtige Risikofaktoren für SIDS beeinflusst werden. Experten vermuten, dass unter anderem der Gebrauch von schädlichen Substanzen wie Alkohol, Drogen und Zigaretten während der Schwangerschaft und in der Umgebung des Säuglings die Gefahr des plötzlichen Kindstods erhöhen. Weitere Risikofaktoren sind das Alter der Mutter und eine Frühgeburt des Kindes. Faktoren, die das Risiko mindern können, sind: Stillen, eine rauchfreie Umgebung, Rückenlage und eine Raumtemperatur zwischen 16 und 18 Grad Celsius beim Schlafen. Weitere Tipps für die richtige Schlafumgebung für Ihr Baby finden Sie auf der Doppelseite 18/19.

SO GEHEN SIE BEI AUSGEFALLENER ATMUNG VOR!

1. SEHEN

Sie sehen auf den ersten Blick: Das Kind liegt reglos.

2. SCHÜTZEN

Bei Gefahr: Ergreifen Sie Maßnahmen für Ihren eigenen und den Schutz des Kindes.

3. RETTEN

Bei Gefahr: Retten Sie sich und das Kind aus dem Gefahrenbereich.

4. PRÜFEN

Prüfen Sie die lebenswichtigen Funktionen Bewusstsein und Atmung. Sprechen Sie das Kind an und berühren es vorsichtig. Rütteln Sie gegebenenfalls leicht an den Schultern. Wenn das Kind nicht erweckbar ist, prüfen Sie die Atmung.

Das **Ergebnis** ist: Das Kind wacht nicht auf. Es hat **keine (normale) Atmung**. Die lebenswichtigen Funktionen müssen durch eine **Herz-Lungen-Wiederbelebung** ersetzt werden.

5. NOTRUF

Bei diesem Leitsymptom ist ein „schneller" Notruf wichtig! Rufen Sie die 112 umgehend an und beantworten Sie die 5 W-Fragen des Notrufs.

6. HELFEN

Die Anleitung für die Herz-Lungen-Wiederbelebung finden Sie auf den folgenden Seiten.

Fangen Sie mit **5 Beatmungen** an, danach folgen **30 Herzdruckmassagen**. Anschließend nur noch **2 Beatmungen**, die Sie abwechselnd mit **30 Herzdruckmassagen** ausführen, bis der Rettungsdienst Sie ablöst.

Lassen Sie einen eventuell griffbereiten **„Automatisierten externen Defibrillator" (AED)** herbeiholen und setzen ihn ein. Die Anleitung finden Sie auf Seite 53.

Beginnt das Kind wieder zu atmen, beenden Sie die Wiederbelebung. Legen Sie es in die **stabile Seitenlage** (Anleitung Doppelseite 42/43) und betreuen es weiter.

7. DAS PAKET

Die vier Maßnahmen, die bei jedem Notfall richtig und wichtig sind.

Herz-Lungen-Wiederbelebung: So führen Sie die Herzdruckmassage aus!

Das betroffene Kind liegt auf dem Rücken auf einem festen Untergrund. Stehen oder knien Sie neben dem Kind und entfernen Sie die Kleidung an der Brust.

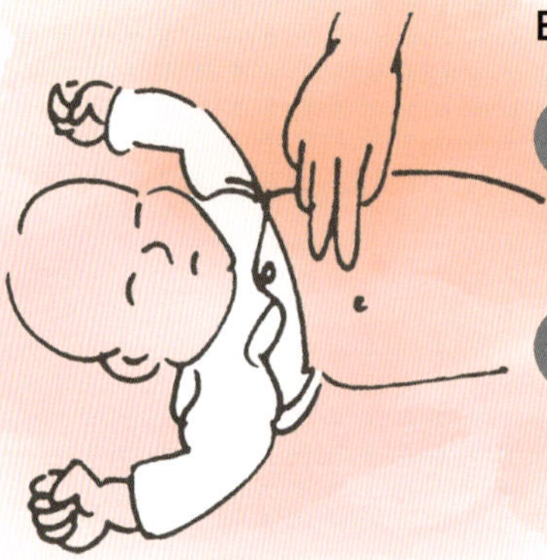

Bei Säuglingen unter 1 Jahr:

1. Legen Sie zwei Finger auf die untere Hälfte des Brustbeins.
2. Drücken Sie etwa 4 Zentimeter tief (etwa ein Drittel der Brustkorbhöhe) und schnell (110 bis 120 Mal pro Minute).

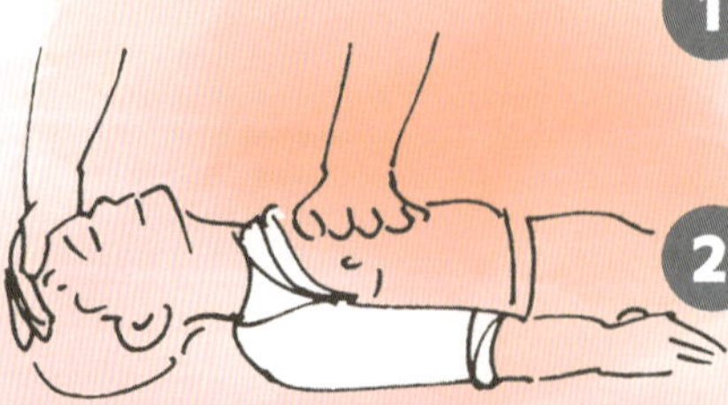

Bei Kindern über 1 Jahr:

1. Legen Sie einen Handballen auf die untere Hälfte des Brustbeins.
2. Drücken Sie etwa 5 Zentimeter tief (etwa ein Drittel der Brustkorbhöhe) und schnell (110 bis 120 Mal pro Minute).

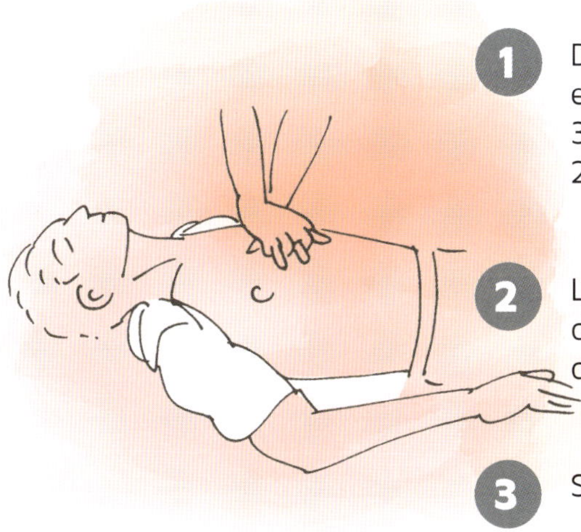

Bei Schulkindern bis Erwachsenen:

1. Die 5 Beatmungen zum Eingang entfallen. Starten Sie direkt mit 30 Herzdruckmassagen und 2 Beatmungen im Wechsel.

2. Legen Sie einen Handballen auf die Mitte der Brust. Legen Sie die zweite Hand auf die erste.

3. Strecken Sie die Arme.

4. Drücken Sie etwa 6 Zentimeter tief und schnell (100 bis 120 Mal pro Minute).

Zum Erklärvideo
kurz und knapp

Zum Erklärvideo
ausführlich

WICHTIG!

Bei einem Säugling kann ein zu starkes Überstrecken des Kopfes zum „Abknicken" der Atemwege führen. Bringen Sie Kopf, Hals und Schulter daher in eine waagerechte Linie (Normalstellung des Kopfes, auch „Schnüffelstellung" genannt).

Bei Kleinkindern bis hin zu Erwachsenen überstrecken Sie den Kopf so: Setzen Sie eine Hand an der Stirn-Haargrenze, die andere am Kiefer des Kindes an. Nun überstrecken Sie den Kopf leicht nach hinten. Die Maßnahme gelingt leichter, wenn unter den Schultern des Kindes eine feste Unterlage liegt (Handtuch, Decke).

Herz-Lungen-Wiederbelebung: So beatmen Sie!

Das betroffene Kind liegt auf dem Rücken. Oder es wird von Ihnen behutsam in diese Lage gebracht.

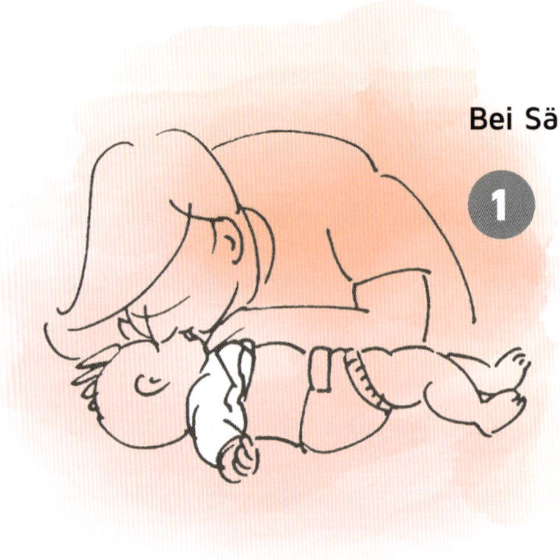

Bei Säuglingen:

1. Beatmen Sie 2 Mal von Ihrem **Mund in Mund und Nase** des Kindes.

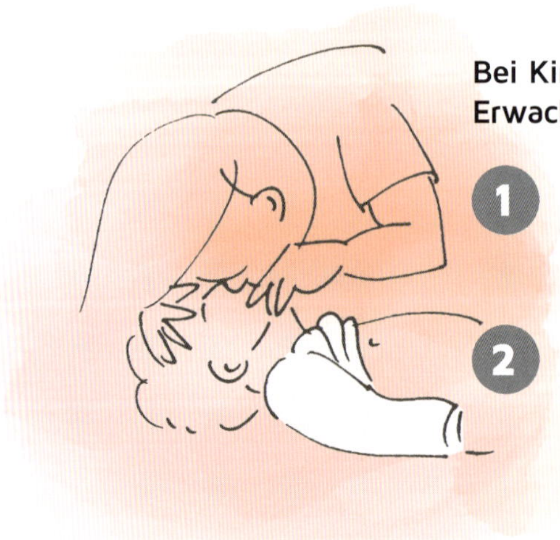

Bei Kindern, Schulkindern und Erwachsenen:

1. Halten Sie den Mund des Kindes zu.
2. Beatmen Sie 2 Mal **von Mund zu Nase.**

Zum Erklärvideo kurz und knapp

Zum Erklärvideo ausführlich

So setzen Sie den „Automatisierten externen Defibrillator" (AED) ein:

In den meisten Fällen eines plötzlichen Herz-Kreislaufstillstandes tritt anfangs ein sogenanntes Herzkammerflimmern auf. Dieses kann durch einen Stromstoß aus einem Defibrillator (AED-Gerät) unterbrochen werden, sodass das Herz anschließend wieder in seinem normalen, eigenen Rhythmus schlägt. So unterstützt das AED-Gerät Ihre Wiederbelebung:

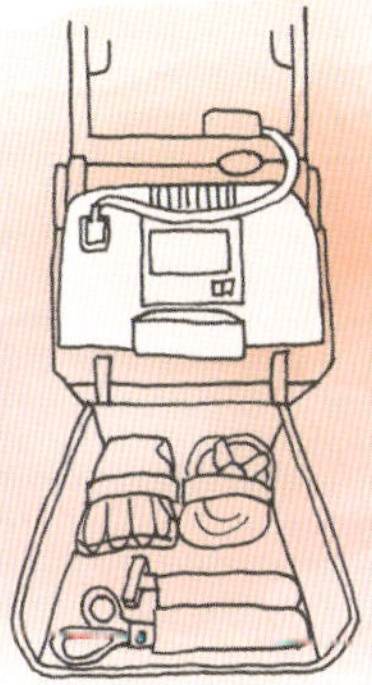

1. Schalten Sie den Defibrillator ein.
2. Der Defibrillator spricht zu Ihnen.
3. Hören Sie zu und folgen Sie einfach den Anweisungen des Defibrillators.

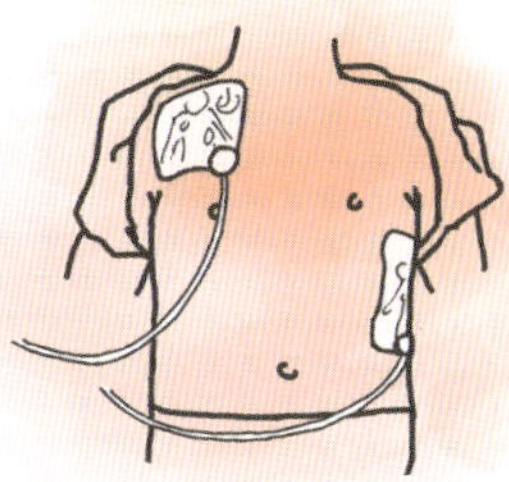

4. Nach zwei Minuten prüft das Gerät erneut und gibt weitere Anweisungen.

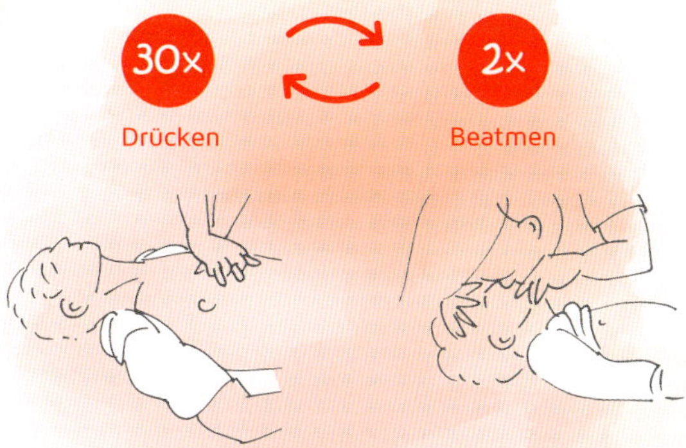

Die Herz-Lungen-Wiederbelebung im Ablauf

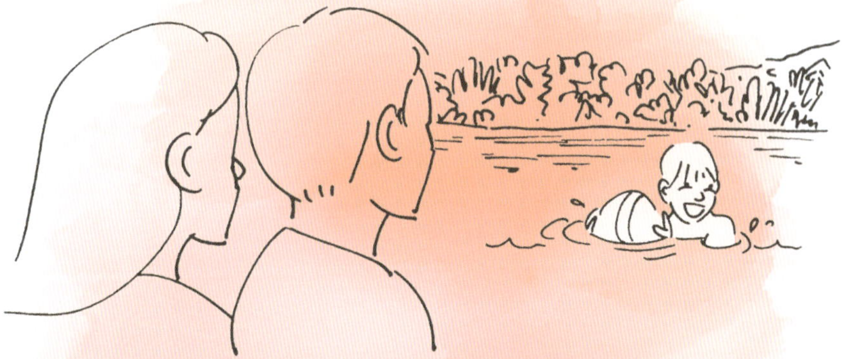

Besonderheit: Ertrinken oder Badeunfall

Beim Ertrinken verkrampfen in der Regel die Stimmritzen, die sich zwischen den oberen (Mund, Rachen) und unteren Atemwegen (Luftröhre, Lunge) befinden. So dichten sie die unteren Atemwege ab, damit Wasser nicht weiter in die Lungen gelangen kann. Das nennt man **„trockenes Ertrinken"**. Dieser Stimmritzenkrampf kann länger andauern.

Gelangt Wasser in die Lunge, hat das nicht nur eine unmittelbare Wirkung auf die Atemfunktion, da das Wasser in den Lungenbläschen Fläche zum Gasaustausch, durch den der lebenswichtige Sauerstoff in das Blut gelangt, belegt. Bei **Süßwasser-Ertrinken** wird das Wasser aus den Lungenbläschen in das Blut aufgenommen, da dies eine höhere Konzentration hat. Bei **Salzwasser-Ertrinken** ist das Konzentrationsverhältnis umgekehrt und aus dem Blut wird Wasser in die Lungenbläschen gezogen. So wird durch dieses „Lungenödem"die Atmung massiv behindert. Aber es sind auch Krankheitserreger und andere schädliche Stoffe im Wasser enthalten.

Deshalb: Auch wenn nach der Rettung keine Herz-Lungen-Wiederbelebung notwendig ist, sollte das Kind zur Sicherheit in ein Krankenhaus gebracht werden.

SO GEHEN SIE BEI ERTRINKEN VOR!

1. SEHEN

Sie sehen eine typische Notfallsituation beim Baden/Schwimmen.

2. SCHÜTZEN

Beachten Sie den Eigen- und Fremdschutz.

3. RETTEN

Wenn Sie sicher schwimmen können und die Situation nicht zu gefährlich für Sie ist (starke Strömung), unternehmen Sie einen Rettungsversuch.

Muss der Eigenschutz vorgehen, alarmieren Sie die Rettungskräfte (Notruf 112).

4. PRÜFEN

Prüfen Sie die beiden lebenswichtigen Funktionen Bewusstsein und Atmung. Ist das Kind erweckbar? Ist das Kind nicht erweckbar, aber atmet normal? Ist das Kind nicht erweckbar und atmet nicht (normal)?

5. NOTRUF

Bei diesem Leitsymptom ist ein „schneller" Notruf wichtig! Rufen Sie die 112 umgehend an oder beauftragen Sie einen anderen Ersthelfer damit. Beantworten Sie die 5 W-Fragen des Notrufs.

6. HELFEN

Wählen Sie die Erste-Hilfe-Maßnahme je nach Symptomik:

- Kind ist erweckbar: Maßnahmenpaket zum Leitsymptom „Probleme in der Brust" (ab Seite 58)
- bei Bewusstlosigkeit: Maßnahmenpaket zum Leitsymptom „Nicht erweckbar" (ab Seite 40)
- bei Herz-Kreislaufstillstand: Maßnahmenpaket zum Leitsymptom „Keine Atmung" (ab Seite 48)

7. DAS PAKET

Die vier Maßnahmen, die bei jedem Notfall wichtig und richtig sind.

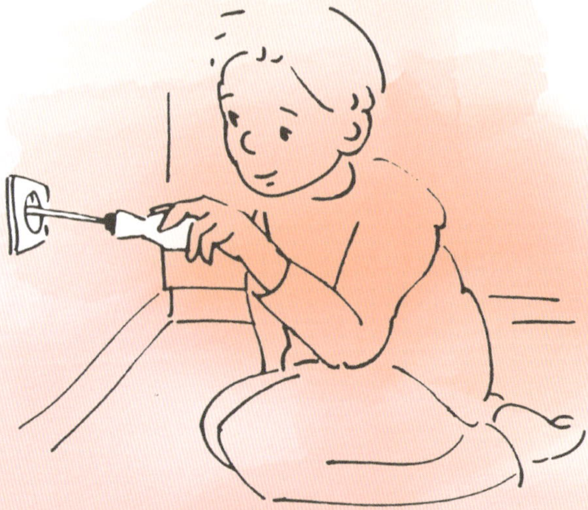

Besonderheit: Stromunfall

Die Gefahr des Stromunfalls liegt in seiner störenden Wirkung auf die Reizleitung des Herzens. Die Folge kann Herzkammerflimmern mit einhergehendem Herz-Kreislaufstillstand sein. Ferner führt ein hoher Stromdurchfluss im Körper zu äußeren und inneren Verbrennungen: An Ein- und Austrittsstellen des Stroms entstehen markante Verbrennungen – sogenannte Strommarken.

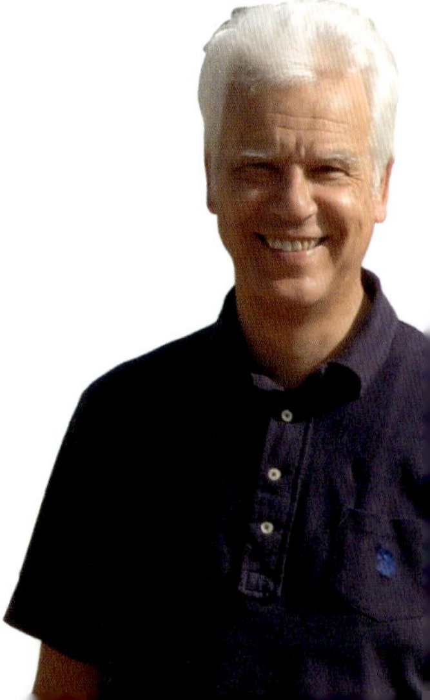

TIPP „Bei Hochspannung besteht die Gefahr durch einen Lichtbogeneffekt. Deshalb halten Sie mindestens 10–15 Meter Abstand und überlassen Sie die Rettungsmaßnahmen nur dem Fachpersonal. Geben Sie beim Notruf das Stichwort ‚Hochspannungsunfall' an. Warten Sie anschließend auf den Rettungsdienst."

Jürgen Ule, Diplom-Ingenieur/Diplom-Kaufmann

SO GEHEN SIE BEI EINEM STROMUNFALL VOR!

1. SEHEN
Sie sehen auf den ersten Blick, dass es sich um einen Stromunfall handelt.

2. SCHÜTZEN
Denken Sie an den Eigen- und Fremdschutz! Bei Haushaltsstrom können Sie unter anderem durch das Herausnehmen der Sicherung am Sicherungskasten die Gefahr für sich und andere ausschalten.

3. RETTEN
Bei Gefahr: Retten Sie sich und das Kind aus dem Gefahrenbereich nach erfolgter Eigensicherung und Fremdsicherung (Sicherung herausnehmen).

4. PRÜFEN
Danach prüfen Sie die lebenswichtigen Funktionen beim betroffenen Kind und leisten weitere Erste Hilfe. Schauen Sie bei der Ganzkörperuntersuchung nach Stromein- und austrittsstellen (Strommarken).

5. NOTRUF
Rufen Sie bei einem Stromunfall **immer** die 112 an!

6. HELFEN
Erste-Hilfe-Maßnahmen je nach Symptomatik:

- bei Bewusstlosigkeit: Maßnahmenpaket zum Leitsymptom „Nicht erweckbar" (ab Seite 40)
- bei Herz-Kreislaufstillstand: Maßnahmenpaket zum Leitsymptom „Keine Atmung" (ab Seite 48)
- bei Verbrennungen an den Stromein- und -austrittstellen: Maßnahmenpaket zum Leitsymptom „Verletzungen – Wunden und Blutungen" (ab Seite 72)

7. DAS PAKET
Die vier Maßnahmen, die bei jedem Notfall wichtig und richtig sind.

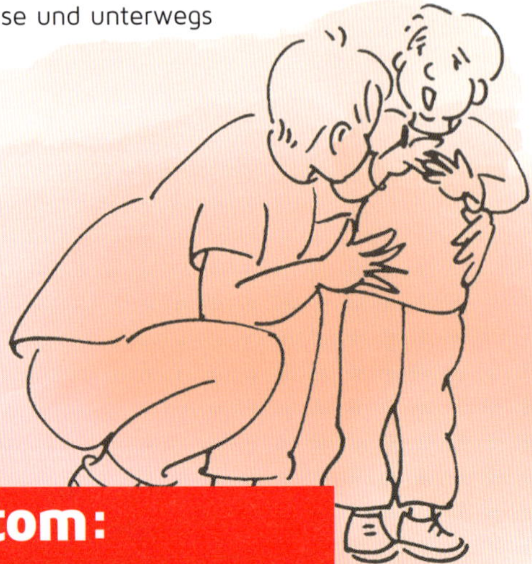

Leitsymptom: Probleme in der Brust

Probleme in der Brust können ihre Ursachen bei Herz und Kreislauf oder bei der Atmung haben. Bei Kindern liegen sie in den meisten Fällen bei der Atmung. Das Maßnahmenpaket ist unabhängig von der Ursache bei allen „Problemen in der Brust" identisch.

So erkennen Sie Probleme in der Brust: Das betroffene Kind ...

... hat Schmerzen in der Brust.
... hat eine blasse, kalte Haut.
... hat vielleicht blaue Lippen.
... atmet schnell und flach (Atemtempo).
... atmet gegebenenfalls laut ein und schwer aus (Atemgeräusche).
... ist unruhig und hat Angst.

So handeln Sie bei allen Problemen in der Brust!

- Sorgen Sie für einen „schnellen" Notruf.
- Setzen Sie das betroffene Kind hin, damit es frei atmen kann: Oberkörperhochlagerung.
- Öffnen Sie enge Kleidung an der Brust.
- Öffnen Sie ein Fenster: So kommt frische Luft zum Kind.

Im Vergleich zum Erwachsenen fallen beim Kind einige anatomische Besonderheiten im Bereich der Atemwege auf:

- kurzer Hals und Steilstellung der Halswirbelsäule: ein Grund, beim Überstrecken vorsichtig zu sein und nur eine Normalstellung des Halses („Schnüffelstellung") herzustellen.
- Die Zunge füllt den größten Teil des Mund-Rachenraums aus: Schwillt diese etwa durch einen Insektenstich an, kann es schnell zu Atemproblemen kommen.
- Der Kehldeckel bei einem Kind liegt hoch und berührt den weichen Gaumen, so können Säuglinge gleichzeitig atmen und trinken. Zeitgleich erhöht dies das Risiko des Anatmens in die unteren Atemwege.

Oberkörperhochlagerung

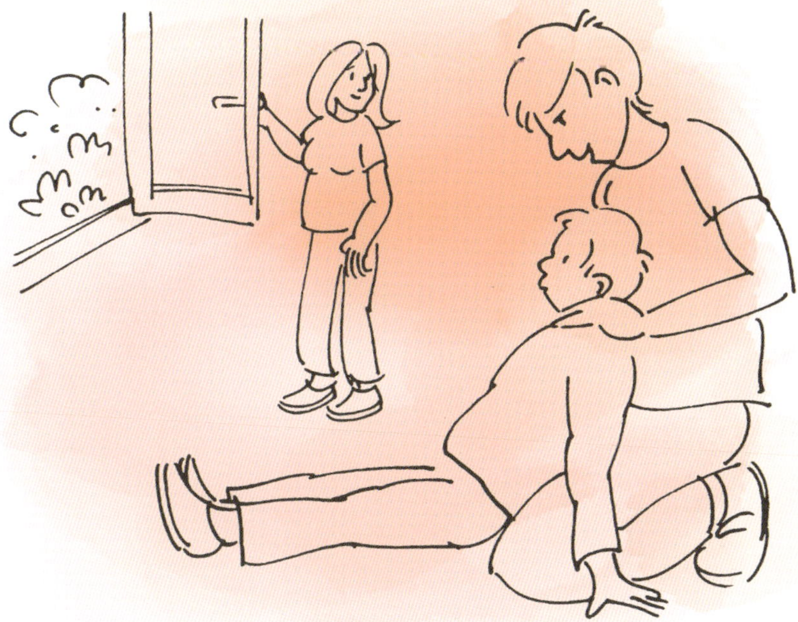

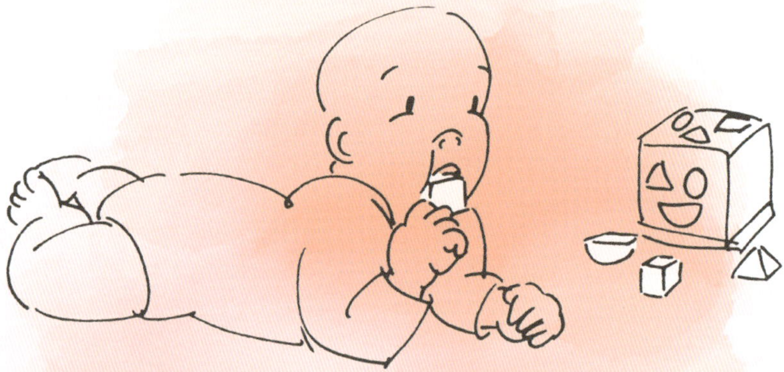

Besonderheit: Fremdkörper in den Atemwegen

Sobald ein Baby greifen kann, steckt es alles in den Mund, denn Zunge und Lippen sind in diesem Alter die wichtigsten Sinnesorgane. Ihr Kind entdeckt seine Welt mit Nuckeln, Lecken und Kauen. Manche Kinder tun das sehr ausgeprägt, andere weniger. Diese Phase dauert bis weit in das 2. Lebensjahr hinein an.

Kleine Gegenstände können in dieser Zeit leicht verschluckt werden. Dabei gelangen sie auch schnell einmal in die Luftröhre. Kaum ein Notfall tritt so unerwartet und heftig auf. Plötzlich hustet das Kind und ringt nach Luft.

Wie Sie diesem Notfall vorbeugen können, erfahren Sie im Kapitel „Vorbeugen ist Gold" ab Seite 8.

SO ENTFERNEN SIE EINEN FREMDKÖRPER!

1. SEHEN

Sie sehen auf den ersten Blick: Plötzlich hustet das Kind und ringt nach Luft. Beim Kind liegen kleine Teile, wie zum Beispiel Erdnüsse, Bonbons, Murmeln oder Spielzeugteile. Das Kind hat diese in den Mund gesteckt und sich „verschluckt".

2. SCHÜTZEN

Meistens bestehen bei diesen Situationen keine weiteren Gefahren. Sollte jedoch Gefahr bestehen: Eigen- und Fremdschutz beachten.

3. RETTEN

Bei bestehender Gefahr: Retten aus dem Gefahrenbereich.

4. PRÜFEN

Sind die unteren Atemwege komplett blockiert, erkennen Sie:

- Das Kind hustet angestrengt. Es würgt und in manchen Fällen erbricht es dabei.
- Es hat blaue Lippen und unter anderem durch das angestrengte Husten ein rotes Gesicht.
- Sie können gegebenenfalls an Mund und Nase des Kindes keinen Atemstrom feststellen.
- Das Kind wird nach einiger Zeit bewusstlos.

5. NOTRUF

In diesem Fall ist ein „schneller" Notruf wichtig. Rufen Sie die 112 an oder beauftragen Sie einen anderen Ersthelfer damit. Beantworten Sie die 5 W-Fragen des Notrufs.

6. HELFEN

1. Versuch:

Klopfen Sie mit der flachen Hand einige Male zwischen die Schulterblätter.

2. Versuch:

Beim Säugling: im Wechsel „5 Mal auf den Brustkorb drücken" und „5 Schläge zwischen die Schulterblätter"

Bei Kindern und Erwachsenen: „Heimlich-Handgriff"

Anleitungen zu den Versuchen finden Sie auf den folgenden Seiten.

Wenn die Versuche erfolgreich waren, führen Sie die Maßnahmen wie bei allen Problemen in der Brust durch (siehe Seite 58).

7. DAS PAKET

Die vier Maßnehmen, die bei jedem Notfall wichtig und richtig sind.

1. Versuch Fremdkörper aus den Atemwegen zu entfernen: So handeln Sie!

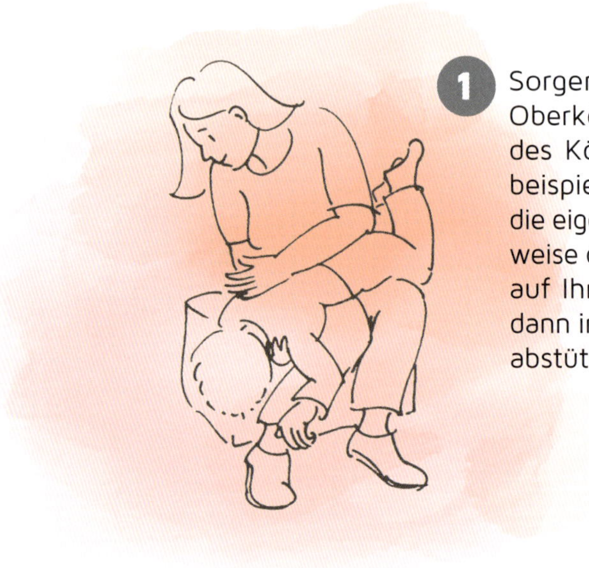

1 Sorgen Sie dafür, dass der Oberkörper der tiefste Punkt des Körpers wird. Legen Sie beispielsweise das Kind über die eigenen Beine beziehungsweise den Säugling bäuchlings auf Ihren Unterarm, den Sie dann im Sitzen auf Ihrem Bein abstützen.

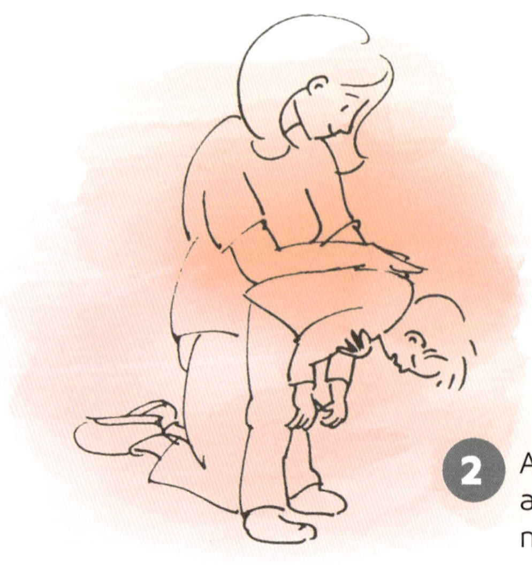

2 Alternativ können Sie das Kind auch auffordern, sich weit nach vorn zu beugen.

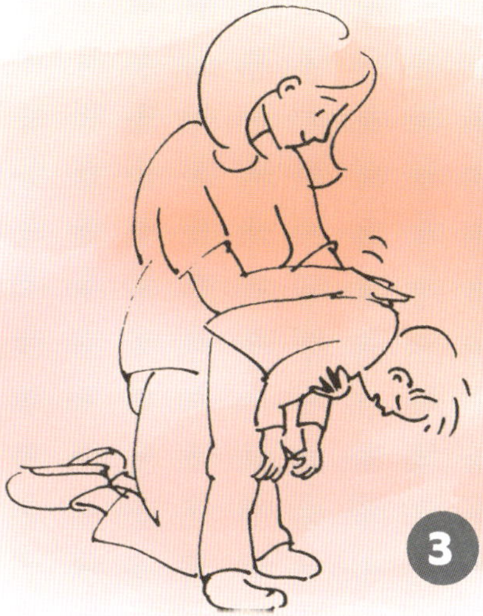

3 Klopfen Sie nun mit der flachen Hand einige Male zwischen die Schulterblätter.

2. Versuch Fremdkörper aus den Atemwegen zu entfernen: So handeln Sie!

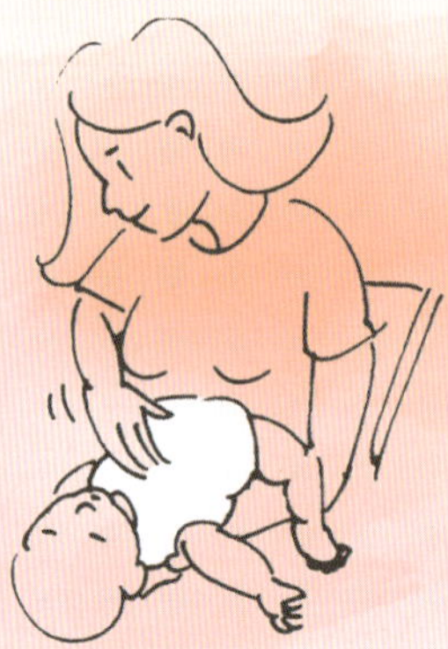

Bei Säuglingen unter 1 Jahr:

1. Legen Sie den Säugling nun mit seinem Rücken auf Ihren Unterarm.
2. Halten Sie seinen Kopf mit einer Hand.
3. Legen Sie zwei Finger auf die untere Hälfte des Brustbeins, dem Druckpunkt bei der Herz-Lungen-Wiederbelebung.
4. Drücken Sie 5 Mal wie bei der Herz-Lungen-Wiederbelebung auf den Brustkorb.

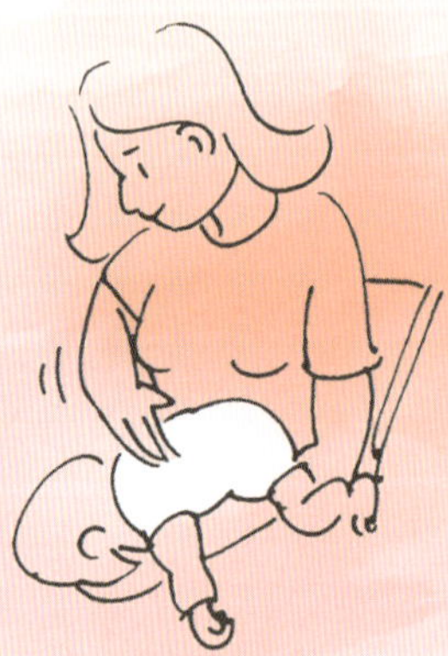

5. Prüfen Sie dann, ob die Maßnahme erfolgreich war.
6. Wenn nicht, drücken Sie erneut 5 Mal den Brustkorb.
7. Wenn die Maßnahme wieder nicht erfolgreich war, geben Sie 5 Schläge auf den Rücken zwischen die Schulterblätter, dann drücken Sie 5 Mal auf den Brustkorb – immer im Wechsel.

Heimlich-Handgriff bei Kindern (älter als 1 Jahr), Jugendlichen und Erwachsenen:

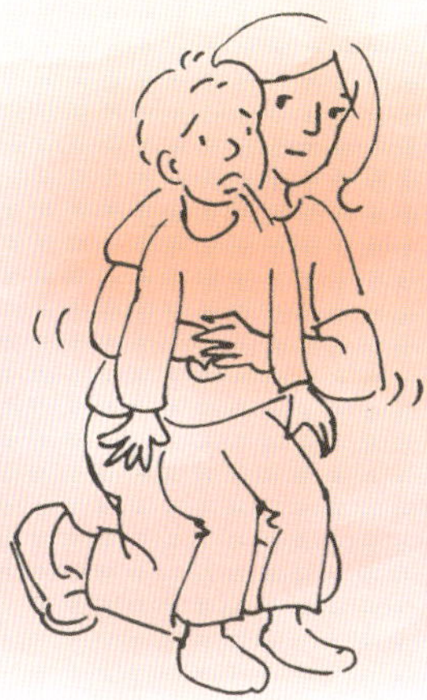

1. Stellen Sie sich hinter das betroffene Kind.
2. Legen Sie eine Faust unter das Ende seines Brustbeins zwischen die beiden Rippenbogen.
3. Halten Sie die Faust mit Ihrer anderen Hand fest.
4. Ziehen Sie dann die Faust nach hinten und oben.
5. Tun Sie das bis zu 5 Mal hintereinander.

Wenn das betroffene Kind bewusstlos wird, beginnen Sie mit der Herz-Lungen-Wiederbelebung.

WICHTIG!

Da der Heimlich-Handgriff die Gefahr von Verletzungen birgt, ist er die letzte Erste-Hilfe-Maßnahme bei einer akuten Erstickungssituation.

Wenn ein Kind ein kleines Teilchen „eingeatmet" hat, bekommt es in vielen Fällen trotzdem noch gut Luft. Manchmal verschwinden die Zeichen für ein „Problem in der Brust" für kurze Zeit, erscheinen dann aber durch eine Entzündung an der Stelle wieder. Deshalb sollten Sie mit dem Kind direkt zur ärztlichen Untersuchung gehen. Es muss sicher sein, dass später kein Fremdkörper in den Atemwegen Entzündungen oder eine Blockierung verursachen kann.

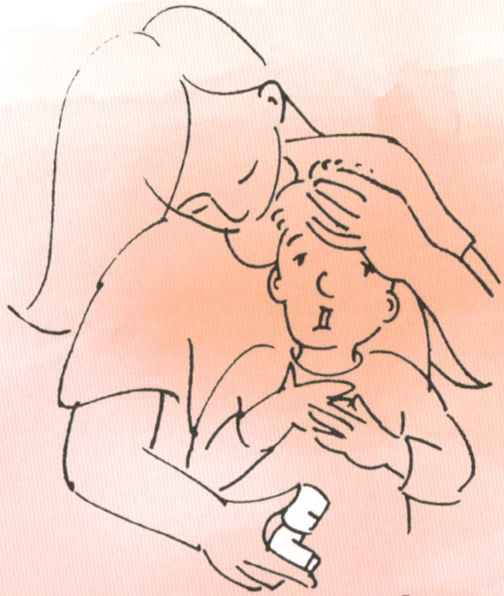

Besonderheit: Asthma (bronchiale)

Allergien zeigen sich mit Reaktionen der Haut, der Atemwege oder des Herz-Kreislauf-Systems. Auslöser können Pollen, Schimmelpilze, Hausstaubmilben, Tierallergene, aber auch Nahrungsmittel sein. Ein bedrohlicher Notfall, der oft als Folge einer Allergie auftritt, ist der Asthmaanfall.

Weitere Auslöser eines Asthmaanfalls können Infekte der Atemwege, körperliche Anstrengungen, Luftverschmutzung besonders an nasskalten Tagen und starke psychische Belastungen sein.

Beim Asthma kommen verschiedene Faktoren zusammen:
Durch einen Reiz kommt es zu einer Engstellung der Bronchien und darüber zur Verkleinerung des Durchmessers der unteren Atemwege. Gleichzeitig schwellen die Schleimhäute an und verursachen eine weitere Verengung der unteren Atemwege (Schleimhautödem). Die simultane Ausschüttung von körpereigenen Botenstoffen verursacht die Absonderung von zähem Schleim. Dieser behindert zusätzlich die Atmung.

SO GEHEN SIE BEI EINEM ASTHMAANFALL VOR!

1. SEHEN

Sie sehen auf den ersten Blick: Kinder, die schon länger an Asthma bronchiale erkrankt sind, sitzen nach vorn gebeugt.

2. SCHÜTZEN

Wenn möglich entfernen Sie die Ursache des Anfalls, wie allergieauslösende Stoffe. Meistens bestehen bei diesen Situationen keine weiteren Gefahren. Jedoch bei Gefahr: Eigen- und Fremdschutz.

3. RETTEN

Wenn notwendig: Retten aus dem Gefahrenbereich.

4. PRÜFEN

- Das Kind sitzt nach vorn gebeugt.
- Besonders die Ausatmung des Kindes ist erschwert und verlängert.
- Sie hören veränderte Atemgeräusche besonders bei der Ausatmung: Rasseln, dunkles Brummen, helles Pfeifen.
- In schweren Fällen sehen Sie eine Blässe des Nase-Mund-Dreiecks und eine Blaufärbung (besonders der Lippen).

5. NOTRUF

In diesem Fall ist ein „schneller" Notruf wichtig! Rufen Sie die 112 an oder beauftragen Sie einen anderen Ersthelfer damit. Beantworten Sie die 5 W-Fragen des Notrufs.

6. HELFEN

Führen Sie die Maßnahmen wie bei allen „Problemen in der Brust" durch:

- Setzen Sie das betroffene Kind hin, damit es frei atmen kann.
- Öffnen Sie enge Kleidung an der Brust.
- Öffnen Sie ein Fenster. So kommt frische Luft zum betroffenen Kind.

Zusätzlich:

- Machen Sie dem Kind vor, durch gespitzte Lippen langsam auszuatmen. Diese „Flötenatmung" oder „Lippenbremse" erleichtert die Ausatmung.
- Haben Ärzte dem Kind bereits ein Asthmaspray verordnet? Dann können Sie dem Kind bei der Einnahme helfen. Das Spray wird in der Einatemphase ausgelöst.

7. DAS PAKET

Die vier Maßnahmen, die bei jedem Notfall wichtig und richtig sind.

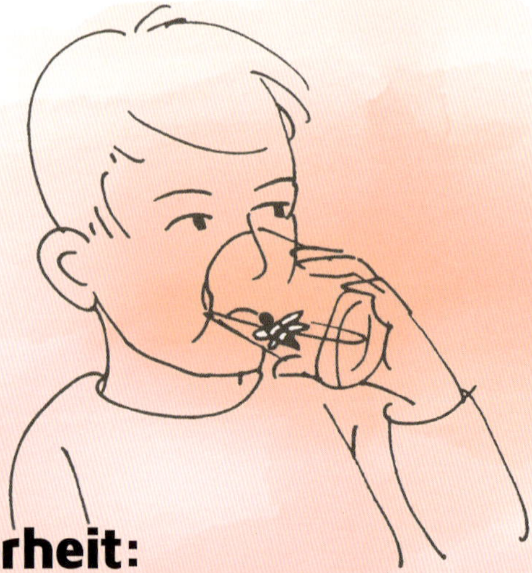

Besonderheit: Insektenstiche im Mund

Ein Insektenstich im Mund kann auch bei Nichtallergikern ein lebensbedrohlicher Notfall sein. Durch den Insektenstich können Mundschleimhaut und Zunge so stark anschwellen, dass innerhalb kürzester Zeit die Atemwege verschlossen sind.

Eine typische allergische Reaktion des Körpers ist etwa eine Schwellung an der Einstichstelle. Das ist auf der Haut in der Regel kein großes Problem. Passiert dies aber in einem beengten Raum wie dem Mund-Rachenraum, kann es lebensgefährlich werden.

Sie können aber vorbeugen: Achten Sie darauf, dass in der warmen Jahreszeit keine Insekten in Getränke gelangen können. Dies gelingt mit einer Trinkflasche, einem Trinkhalm oder Sie decken die Gläser zwischendurch ab. Vermeiden Sie Getränkedosen.

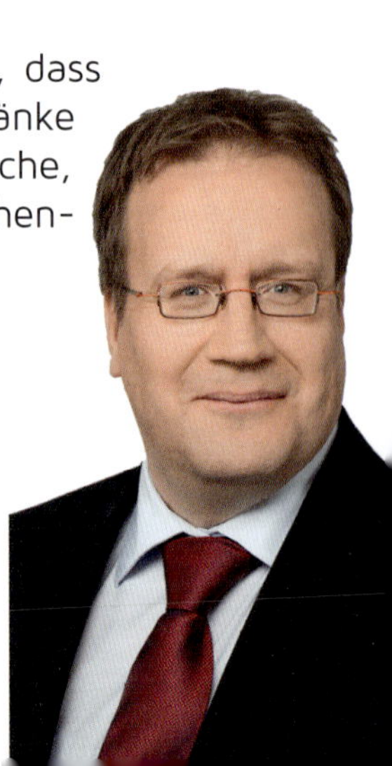

TIPP „Gehen Sie nie mit Mundspatel, Teelöffel oder Ähnlichem in den Mund-Rachenraum, um dort besser sehen zu können. Dadurch verschlimmern Sie die Schwellung und damit die Atemnot."

Dr. Jörg Oberfeld, Internist, Kardiologe und unter anderem Notarzt

SO GEHEN SIE BEI EINEM INSEKTENSTICH VOR!

1. SEHEN

Dieses Problem tritt besonders im Sommer beim Essen und Trinken im Freien auf.

2. SCHÜTZEN

In der Regel bestehen in diesen Situationen keine weiteren Gefahren.

3. RETTEN

Wenn notwendig: Retten aus dem Gefahrenbereich.

4. PRÜFEN

Das Kind hat Schmerzen im Mund-Rachenraum. Dort erkennen Sie eine Schwellung und Rötung. Wird die Schwellung groß, droht eine Atemnot. Gegebenenfalls können auch Schockzeichen auftreten. Das Kind ...

... hat eine blasse, kalte und nasse Haut (Nase-Mund-Dreieck).
... hat (vielleicht) blaue Lippen.
... atmet schnell und flach.
... ist unruhig und hat Angst.
... hat einen schnellen, flachen Puls.

5. NOTRUF

In diesem Fall ist ein „schneller" Notruf wichtig! Rufen Sie die 112 an oder beauftragen Sie einen anderen Ersthelfer damit. Beantworten Sie die 5 W-Fragen des Notrufs.

6. HELFEN

Handeln Sie wie bei allen „Problemen in der Brust":

- Setzen Sie das Kind hin, damit es frei atmen kann.
- Öffnen Sie enge Kleidung an der Brust.
- Öffnen Sie ein Fenster. So kommt frische Luft zu Ihrem Kind.

Zusätzlich:

- Kühlen von innen: Wenn Ihr Kind voll bei Bewusstsein ist, geben Sie ihm ein Eis zum Lutschen oder lassen es mit kaltem Wasser gurgeln.
- Kühlen von außen: Kühlen Sie mit feuchten Tüchern oder einer „Eiskrawatte" am Hals (Kühlakku in ein Tuch gewickelt).

7. DAS PAKET

Die vier Maßnahmen, die bei jedem Notfall wichtig und richtig sind.

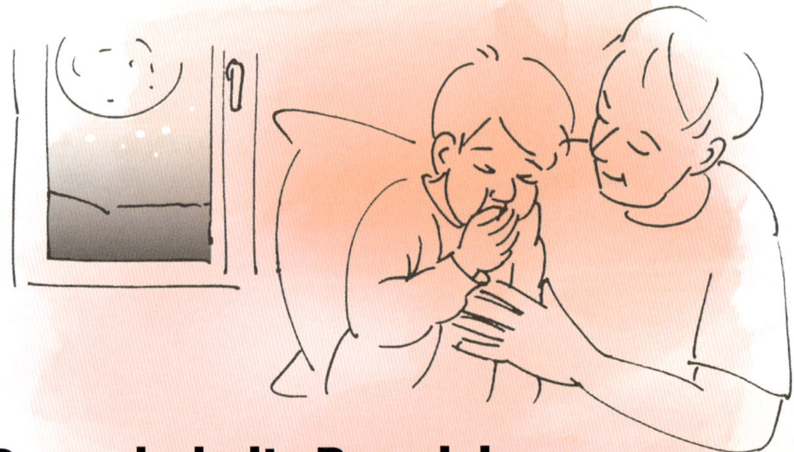

Besonderheit: Pseudokrupp

Pseudokrupp ist eine Erkrankung der Atemwege, bei der die Schleimhaut im Bereich des Kehlkopfes und der Stimmbänder anschwillt. Durch die verengten Atemwege entsteht Atemnot und ein bellender Husten, der Krupphusten. Die Atemnot ist für das Kind lebensbedrohlich.

Ein Pseudokruppanfall kann durch Viren oder Bakterien sowie im Rahmen einer allergischen Reaktion oder durch Luftschadstoffe ausgelöst werden. Jungen sind etwas häufiger betroffen als Mädchen.

Typischerweise tritt diese Erkrankung in den Herbst- oder Wintermonaten auf, besonders bei Kindern zwischen 18 Monaten und dem 5. Lebensjahr.

Eine weitere Infekterkrankung, die durch eine Schleimhautschwellung im Kehlkopfbereich einen Atemnotanfall verursachen kann, ist die Epiglottitis durch HiB-Bakterien (Haemophilus influenzae Typ B). Mit der weitverbreiteten Impfung im Säuglingsalter ist diese Erkrankung jedoch sehr selten geworden.

SO GEHEN SIE BEI PSEUDOKRUPP VOR!

1. SEHEN

Ein Pseudokruppanfall tritt meist ohne Vorwarnung und vorwiegend in den Abendstunden oder in der Nacht auf.

2. SCHÜTZEN

In der Regel bestehen keine Gefahren.

3. RETTEN

In der Regel ist kein Retten notwendig.

4. PRÜFEN

Erkennungszeichen eines Pseudokruppanfalls:

- trockener, bellender Husten, Heiserkeit, Atemnot, lautes Einziehen der Luft beim Einatmen, Erstickungsgefahr durch Panikattacken, Blässe bis Blaufärbung der Lippen, schneller Puls
- häufig vorab Erkältung mit Husten, Schnupfen, Fieber

Prüfen Sie die lebenswichtigen Funktionen beim betroffenen Kind und leisten weitere Erste Hilfe.

5. NOTRUF

Rufen Sie die 112 an und beantworten Sie die 5 W-Fragen des Notrufs.

6. HELFEN

Handeln Sie wie bei allen „Problemen in der Brust“:

- Setzen Sie das Kind hin, damit es frei atmen kann.
- Öffnen Sie enge Kleidung an der Brust.
- Öffnen Sie ein Fenster. So kommt frische Luft zu Ihrem Kind.

Zusätzlich:

- Feuchten Sie die Atemluft an. Stellen Sie sich mit Ihrem Kind auf dem Arm vor das offene Fenster. Oder lassen Sie die Dusche laufen und setzen Sie sich mit Ihrem Kind auf dem Arm davor.
- Lassen Sie Ihr Kind mit Kochsalzlösung inhalieren, falls vorhanden mit einem Inhalationsgerät. Alternativ kann auch die kühle Luft des geöffneten Kühlschranks helfen.
- Bei schwerer Atemnot rufen Sie einen Arzt oder die 112.

7. DAS PAKET

Die vier Maßnahmen, die bei jedem Notfall wichtig und richtig sind.

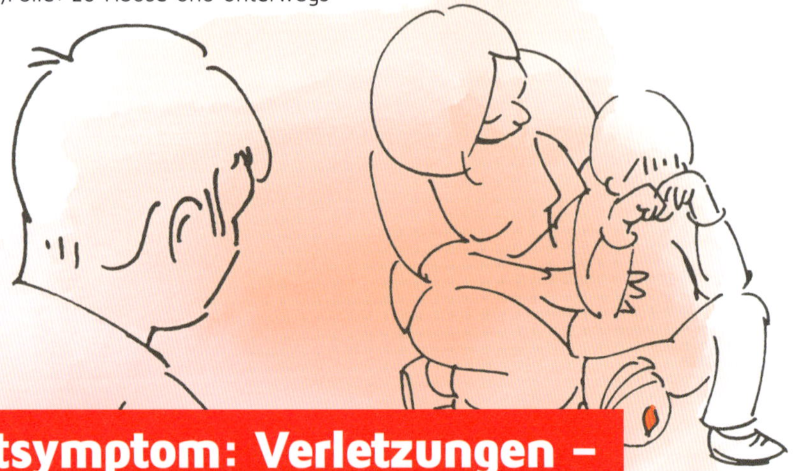

Leitsymptom: Verletzungen – Wunden und Blutungen

Typische Gefahr von Wunden ist neben der Blutung eine Infektion, die man an Rötung (und Wärme), Schwellung und Schmerzen erkennt.

So handeln Sie bei Wunden und Blutungen!

- Beachten Sie den Eigenschutz: Tragen Sie Schutzhandschuhe.
- Legen Sie einen Verband an: Bringen Sie dazu eine keimfreie beziehungsweise -arme Wundbedeckung mit geeignetem Verbandmaterial auf und fixieren diese.
- Beugen Sie vor und bekämpfen Sie einen Schock.
- Das PAKET: die vier Maßnahmen, die bei jedem Notfall wichtig und richtig sind.

TIPP

„Wie sorgen Sie dafür, dass Narben nicht dunkel werden?

Wenn der Körper eine Wunde heilt, helfen alle Zellen mit – auch die Pigmentzellen. Wenn sie durch Sonnenlicht oder eine Entzündung besonders motiviert werden, wird die Narbe dunkel:

- Vermeiden Sie Wundinfektionen.
- Schützen Sie frische Wunden und Narben vor UV-Licht: Kleben Sie den Bereich mit einem Pflaster ab oder verwenden Sie UV-Schutzmittel mit hohem Lichtschutzfaktor.
- Lassen Sie planbare Operationen an sichtbaren Stellen im Herbst oder Winter durchführen."

Dr. Utta Petzold, Dermatologin

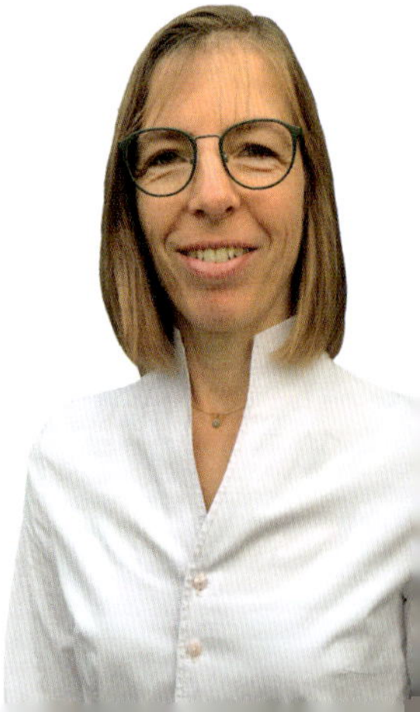

SO GEHEN SIE BEI WUNDEN UND BLUTUNGEN VOR!

1. SEHEN

Sie sehen auf den ersten Blick:

- eine Unfallsituation, bei der sich das Kind verletzt hat.
- eine sichtbare Blutung oder einen sichtbaren Wundbereich.
- Das Kind hat Schmerzen.
- Das Kind ist blass.

2. SCHÜTZEN

Bei Gefahr (Gegenstände, die Verletzungen auslösen können; Feuer oder andere Hitzequellen; gefährliche Substanzen wie Säuren oder Laugen): Eigensicherung und Fremdsicherung. Zum Schutz: Ziehen Sie Einmalhandschuhe an.

3. RETTEN

Bei Gefahr: Retten aus dem Gefahrenbereich.

4. PRÜFEN

Fragen und schauen Sie nach den Problemen des betroffenen Kindes. Bei einer starken Blutung halten Sie beispielsweise sofort den verletzten Arm hoch. Kontrollieren Sie die lebenswichtigen Funktionen und schauen Sie bei der Ganzkörperuntersuchung, ob es neben der sichtbaren Wunde weitere Verletzungen gibt.

5. NOTRUF

Bei Verletzungen, die die lebenswichtigen Funktionen Bewusstsein und Atmung gefährden könnten, wie zum Beispiel einer starken Blutung, rufen Sie die 112 an oder beauftragen Sie einen anderen Ersthelfer. Beantworten Sie die 5 W-Fragen des Notrufs.

6. HELFEN

Versorgen Sie die jeweilige Wunde je nach Stärke der Blutung (stark, mäßig, geringfügig) oder nach Art der Schädigung (Verbrennung, ätzende Substanzen etc.). Dies ist auf den nächsten Seiten beschrieben.

Achten Sie zudem auf Schockzeichen.

7. DAS PAKET

Die vier Maßnahmen, die bei jedem Notfall wichtig und richtig sind.

Was sind grundsätzliche Regeln bei der Wundversorgung?

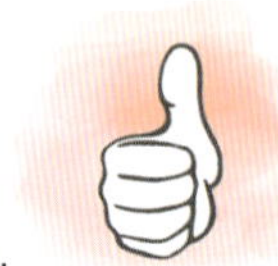

Gebote

- Eigensicherung: Ziehen Sie Einmalhandschuhe an.
- Setzen Sie das betroffene Kind hin oder lassen es sich hinlegen. Bleiben Sie bei ihm und halten Sie Blickkontakt, um Veränderungen (zum Beispiel „blass werden") festzustellen und Maßnahmen (bei Schockzeichen: hinlegen) ergreifen zu können.
- Informieren Sie es über Ihre geplanten Maßnahmen.
- Schalten Sie die Ursache aus oder mindern Sie diese: So beugen Sie einer Verschlimmerung der Verletzung vor.
- Fixieren und polstern Sie Fremdkörper in Wunden.
- Bei ätzenden Substanzen entfernen Sie die durchtränkte Kleidung und spülen den benetzten Bereich mit reichlich Wasser ab.
- Belassen Sie mit einer Brandwunde verhaftete Kleidungsstücke an Ort und Stelle.
- Bedecken beziehungsweise verbinden Sie eine Wunde steril: Der richtige Verband hängt maßgeblich von der Art der Wunde (Brandwunden benötigen etwa nicht verklebende Wundauflagen) und der Stärke der Blutung ab.

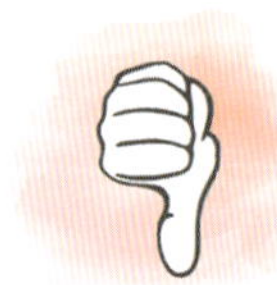

Verbote

- Fassen Sie nicht in die Wunde.
- Waschen Sie eine Wunde in der Regel nicht aus. Nur bei Verätzungen mit Säuren/Laugen wird Wasser zum Ab- oder Ausspülen eingesetzt. Achten Sie darauf, dass das abfließende Wasser keine weitere Schädigung an anderen Hautpartien verursacht.
- Entfernen Sie Fremdkörper in der Regel nicht selbst. Nur sehr kleine Fremdkörper wie Steinchen, Stacheln, Dornen oder Ähnliches dürfen Sie entfernen, wenn diese nicht weiter splittern und Teilchen im Gewebe zurücklassen. Größere Fremdkörper sollte nur ein Arzt entfernen.

Was ist mit der Wunddesinfektion?

Besonders wenn eine ärztliche Versorgung der Wunde wie eine Naht erfolgen muss, desinfizieren Sie die Wunde nicht, sondern decken Sie diese nur steril ab.

Bei Bagatellverletzungen wie kleinen Schürfwunden, die nicht ärztlich versorgt werden müssen und damit durch Sie – wie Fachleute es nennen – „definitiv" versorgt werden, können Sie eine Wunddesinfektion vornehmen. Dafür eignen sich Präparate, die keine weiteren Schmerzen und keine allergischen Reaktionen verursachen.

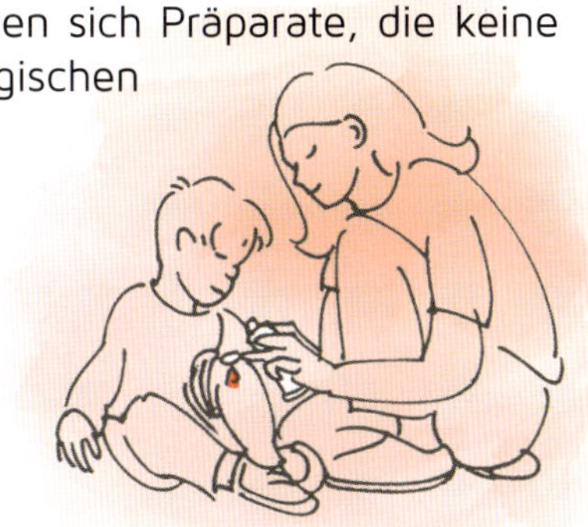

Impfschutz vorhanden?

Bei Verletzungen muss man zwei mögliche, dabei entstehende Infektionen im Blick haben. Tetanus (Wundstarrkrampf) und Tollwut (Rabies), die bei Bisswunden durch Tiere oder anderen Kontakt mit Körperflüssigkeiten von kranken Tieren übertragen werden kann. Deshalb überprüfen Sie im Impfpass den Impfschutz.

Besonders wichtig ist die Impfung bei Tetanusgefahr. Nach einer vollständigen aktiven Impfung (Dreifach- beziehungsweise Auffrischimpfung) besteht fünf Jahre lang ein Vollschutz und für bis zu zehn Jahre ein Teilschutz. Ist der Schutz nicht gesichert, muss innerhalb von 3 Tagen nach der Verletzung eine passive Immunisierung beziehungsweise eine Auffrischung erfolgen.

Besteht nach einer Verletzung, auch bei einer Minimalverletzung, durch ein Tier auch nur der geringste Verdacht, dass dieses mit Tollwut infiziert war, muss das Kind unbedingt binnen 24 Stunden eine passive Immunisierung erhalten.

Druckverband: So gehen Sie vor!

Für einen Druckverband, der starke Blutungen stoppen soll, brauchen Sie eine **keimfreie Wundauflage, ein Druckpolster** und **eine Befestigung**. Hierfür können Sie folgende Materialien aus dem Verbandkasten nutzen:

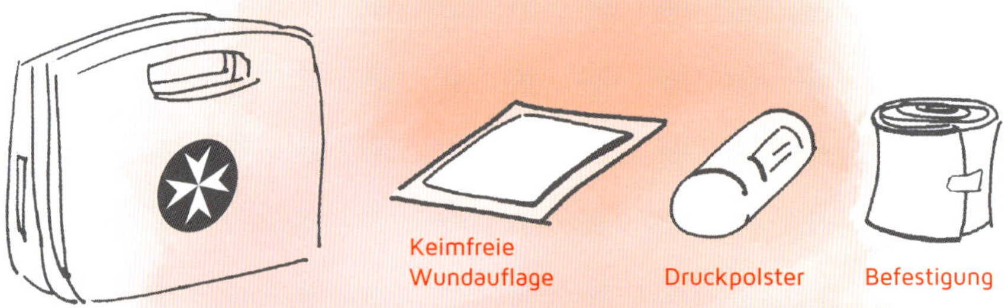

1. Ein Verbandpäckchen und ein nachgiebiges Druckpolster (zum Beispiel ein zweites, nicht geöffnetes Verbandpäckchen) ergeben einen Druckverband.

Oder

2. Eine Kompresse, ein nachgiebiges Druckpolster (zum Beispiel ein nicht geöffnetes Verbandpäckchen) und ein Dreiecktuch ergeben einen Druckverband.

Schon ab Eintreffen beim Kind: Halten Sie die verletzte Gliedmaße hoch!

Zum Erklärvideo – kurz und knapp

Zum Erklärvideo – ausführlich

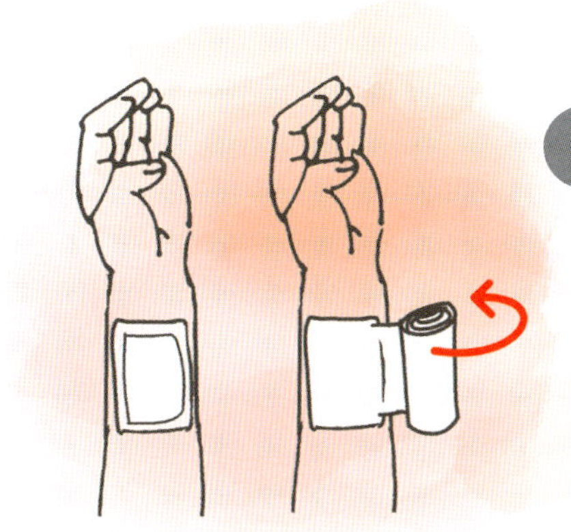

1 Drücken Sie die Wundauflage fest auf die Wunde.

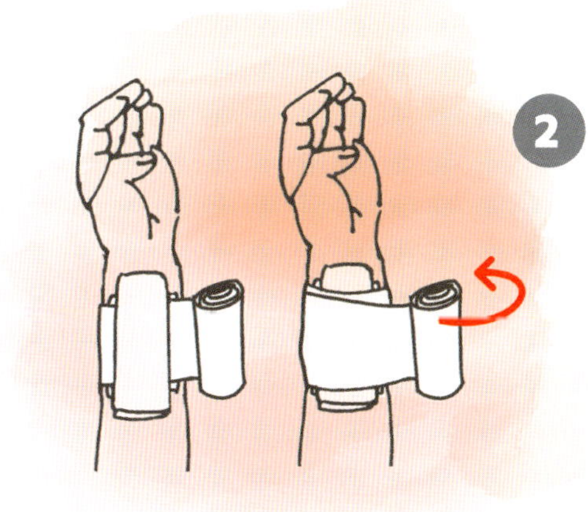

2 Dann legen Sie das Druckpolster darauf.

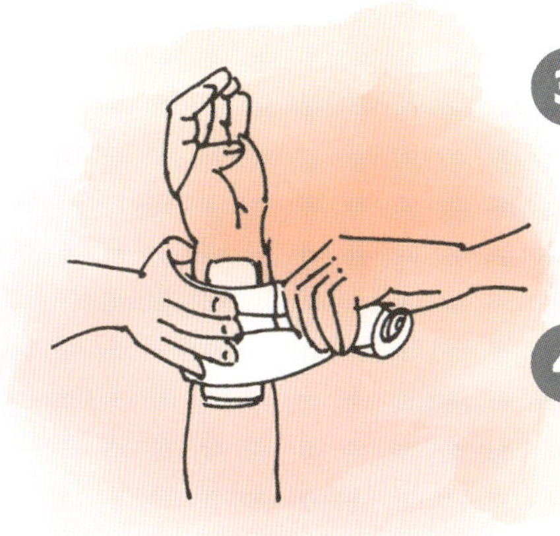

3 Zuletzt fixieren Sie nun das Druckpolster an der Stelle mit Ihrer Befestigung (Binde des Verbandpäckchens, Dreiecktuchkrawatte).

4 Ziehen Sie die Befestigung nicht zu stark an. Sie soll die Blutung stoppen, aber nicht die Gliedmaße abbinden.

Schocklage: So gehen Sie vor!

Denken Sie bei einem starken Blutverlust an die Gefahr des Schocks. Bei Kindern gleicht der Körper den Blutverlust lange aus. Erst später treten plötzlich starke Schockzeichen auf. Wenn möglich, legen Sie das betroffene Kind vorsorglich in die Schocklage.

Bei einem Schock zeigt das Kind folgende Anzeichen: Es …
… hat eine blasse, kalte und nasse Haut.
… hat (vielleicht) blaue Lippen.
… atmet schnell und flach.
… ist unruhig und hat Angst.
… hat einen schnellen, flachen Puls.

1. Legen Sie das Kind flach auf den Rücken.
2. Lagern Sie dann die Beine höher als den Körper und den Kopf.
3. Polstern Sie die Beine ab, damit die Lage entspannt und ohne weitere Schmerzen ist.

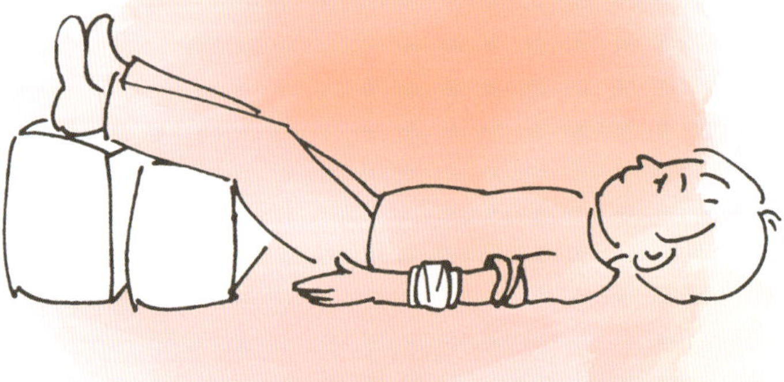

Schock

Bei einem Schock kreist nicht mehr genug Blut im Körper, um überall den Bedarf zu decken. Der Körper reagiert darauf mit einer „Zentralisation": Er verringert die Durchblutung in Haut, Armen und Beinen. Dadurch verbleibt die restliche Blutmenge hauptsächlich im Körperkern, um die lebenswichtigen Organe Herz, Lunge und Gehirn ausreichend zu versorgen.

Ursache für einen Schock ist ein Flüssigkeitsverlust nach außen oder nach innen:

- nach außen: Flüssigkeitsverlust bei Verletzungen, Verbrühungen, Verbrennungen.

- nach außen: Verlust von Flüssigkeit und Elektrolyten bei starkem Schwitzen oder Brechdurchfall.

- nach innen: allergische Reaktionen, bei denen Flüssigkeit aus den Blutgefäßen in das umgebende Gewebe „versackt".

WICHTIG!

Unterschätzen Sie Brechdurchfall bei Säuglingen nicht! Er kann innerhalb weniger Stunden zum Schock führen.

Bei schweren Verletzungen – wie Knochenbrüchen – an den Beinen können diese für die Schocklage nicht hochgelegt werden.

Die richtige Hilfe bei verschiedenen Wunden in der Übersicht:

Nicht jede Wunde wird gleich versorgt. Lesen Sie hier, welche Maßnahmen Sie bei welchen Wunden ergreifen können.

Blutende Wunden:

- Für Wunden mit **geringer Blutung** reicht oft ein Wundschnellverband – also ein Pflaster – aus.
- Verletzungen mit **mäßiger Blutung** können Sie beispielsweise mit einem Verband aus Kompresse und Pflasterstreifen oder einem Verbandpäckchen versorgen.
- Bei Wunden mit einer **starken Blutung** legen Sie eine Druckverband an (siehe Doppelseite 76/77) und bringen das Kind in die Schocklage (siehe Seite 78).

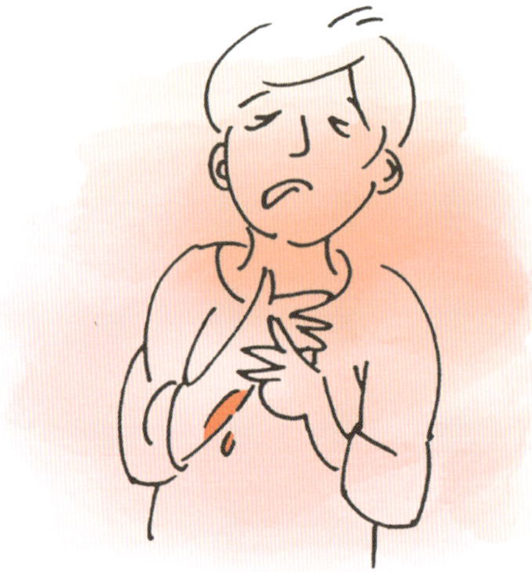

Nasenbluten:

- Fordern Sie das Kind auf, den Kopf nach vorn zu beugen.
- Es soll die oder den betroffenen Nasenflügel 5–10 Minuten fest zusammendrücken. Wenn das Kind zu klein ist oder es nicht schafft, übernehmen Sie diese Aufgabe.

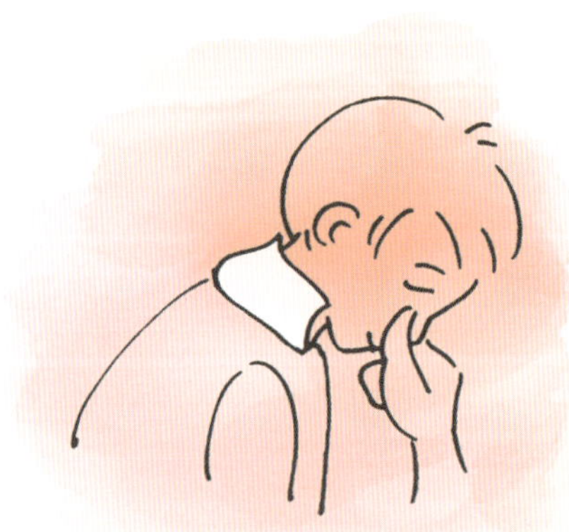

- Kühlen Sie dem Kind die Stirn und den Nacken. Dafür können Sie feuchte Tücher oder Sofortkühlkompressen nutzen. Die Kühlkompresse wickeln Sie vorher in ein Tuch ein.

Fremdkörper: klein, nicht tief sitzend

- Entfernen Sie die Fremdkörper vorsichtig, zum Beispiel mit einer Pinzette.
- Nach dem Entfernen fahren Sie fort wie bei einer „Wunde mit geringer Blutung" oder einer „Wunde mit mäßiger Blutunq". Wenn beim Entfernen Probleme auftreten, fahren Sie wie bei „größeren, tief/fest sitzenden Fremdkörpern" fort.

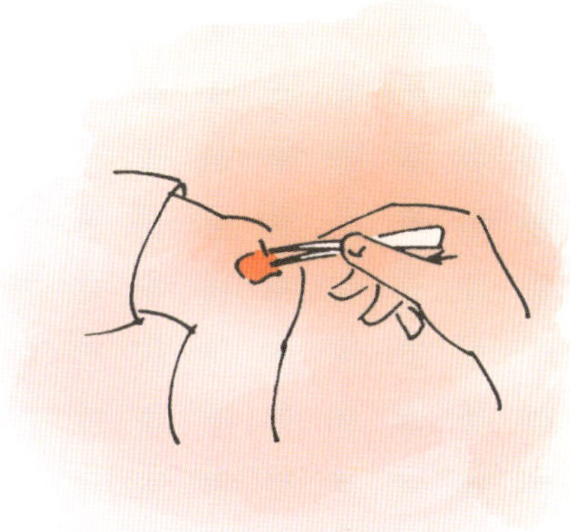

Fremdkörper: größere, tief/fest sitzend

- Belassen Sie den Fremdkörper am Platz.
- Verhindern Sie durch ein Polster, dass sich der Fremdkörper in der Wunde bewegt.
- Suchen Sie zum Entfernen einen Arzt auf.

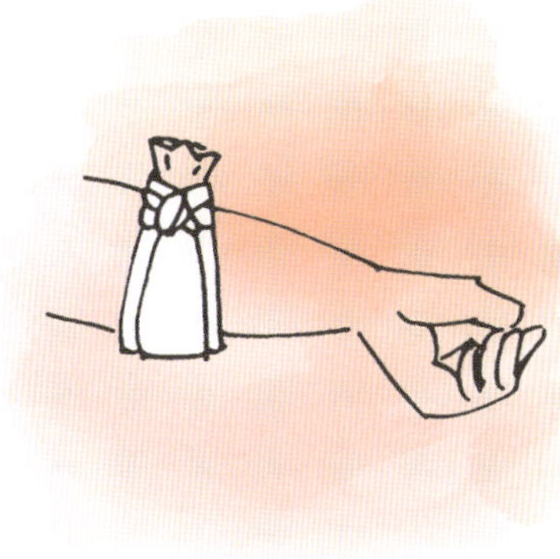

Fremdkörper im Auge:

- Entfernen Sie nur **kleine Fremdkörper** wie Insekten oder Staubkörner. Andere Fremdkörper dürfen nur von einem Augenarzt entfernt werden. In diesem Fall verbinden Sie beide Augen.
- **Fremdkörper unter dem Unterlid:** Das betroffene Kind soll nach oben schauen. Ziehen Sie das Unterlid vorsichtig nach vorn. Mit einer Kompresse tupfen Sie die Innenseite des Lids zur Nase aus.
- **Fremdkörper unter dem Oberlid:** Das betroffene Kind soll kräftig blinzeln. Ziehen Sie das Oberlid vorsichtig nach unten über das Unterlid. Dann lassen Sie es los. So werden Fremdkörper auf dem Unterlid abgestreift.

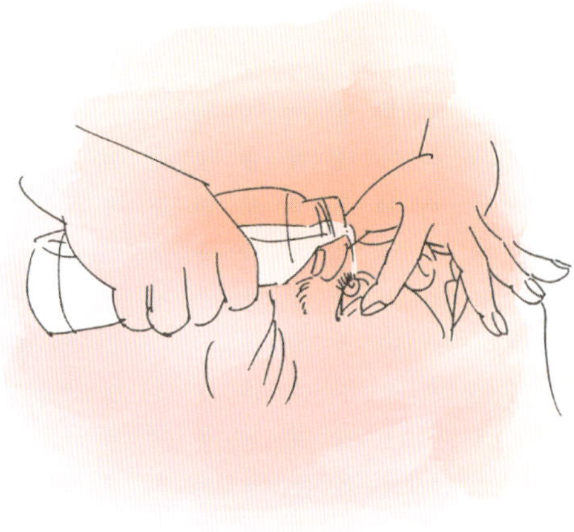

TIPP **„Was können Sie bei abgebrochenen Zähnen tun?**

Beachten Sie folgende Tipps:

- Berühren Sie den Zahn nur an der Krone und nicht an der Wurzel.
- Spülen Sie Verschmutzungen nur unter fließendem Wasser ab, reiben Sie diese nicht mechanisch ab.
- Nutzen Sie als ideale Aufbewahrungsmöglichkeit für den Zahn eine Zahnrettungsbox aus der Apotheke.
- Alternativ: Bewahren Sie den Zahn kühl und feucht zum Beispiel in einer mit kaltem Wasser gefüllten Tüte auf. Niemals im Mund oder in Milch aufbewahren!"

Dr. Oliver Seligmann, Zahnarzt

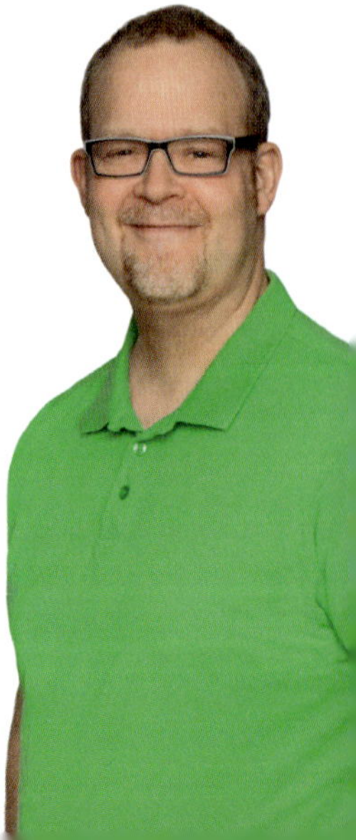

Abgetrenntes Körperteil:

- Stoppen Sie die Blutung der Wunde.
- Legen Sie das Kind in die Schocklage.
- Wickeln Sie das abgetrennte Körperteil keimfrei ein.
- Halten Sie es möglichst trocken und kühl (Zwei-Beutel-Methode).

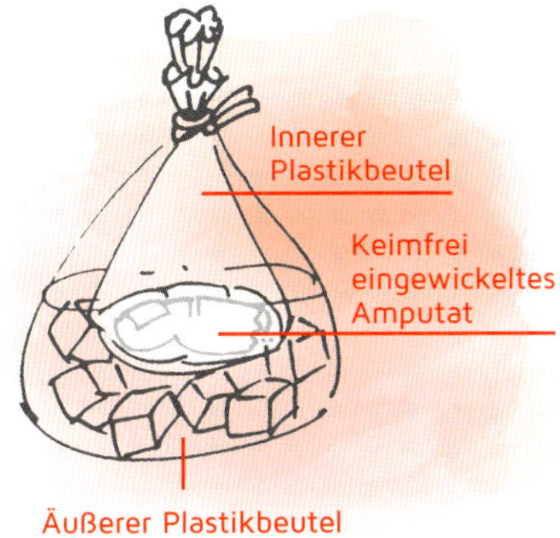

Verbrennung oder Verbrühung:

Sicherheitshalber sollte bei Gefährdung lebenswichtiger Funktionen (auch durch ein starkes Schmerzbild) der Rettungsdienst gerufen werden.

- Kühlen Sie kleine Brandwunden zwei Minuten lang unter fließendem, kühlem Wasser. Größere Brandwunden kühlen Sie nicht: Hier besteht die Gefahr der Unterkühlung!
- Decken Sie die Brandwunde keimfrei mit einem Verbandtuch ab.
- Achten Sie darauf, keinen Druck auf die Wunde auszuüben.
- Auch bei Verbrennungen oder Verbrühungen kann ein Schock auftreten. Achten Sie auf Schockzeichen.

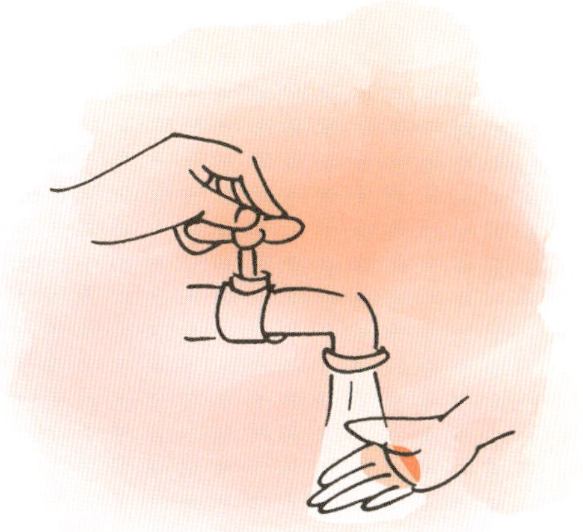

Weitere Informationen finden Sie unter „Einwirkung von Hitze und Kälte" auf den Seiten 106–115.

Erfrierungen:

- **bei leichten Erfrierungen:** Wärmen Sie die betroffene Körperstellen des Kindes durch eigene Körperwärme an (zum Beispiel Hände in die Achselhöhlen legen) und bewegen sie (etwa Zehen).
- **bei schweren Erfrierungen:** Decken Sie diese keimfrei und ohne Druck, etwa mit einem Verbandtuch, ab.

Weitere Informationen finden Sie unter „Einwirkung von Hitze und Kälte" auf den Seiten 106–115.

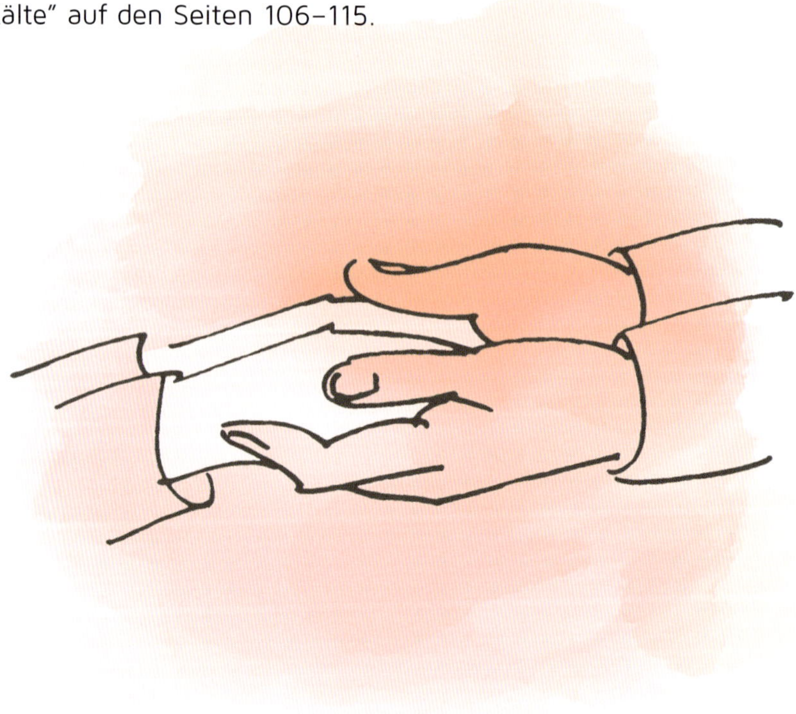

Verätzungen durch Säuren und Laugen:

- Spülen Sie die Wunde mit viel Wasser aus.
- Das Wasser soll auf dem kürzesten Weg vom Körper wegfließen. So vermeiden Sie Schäden weiterer Hautbereiche.
- Bei Verätzungen der Augen können Sie diese anschließend mit feuchten Kompressen abdecken. Die Versorgung erfolgt in einer Augenklinik oder einer Klinik mit einer Abteilung für Augenheilkunde.

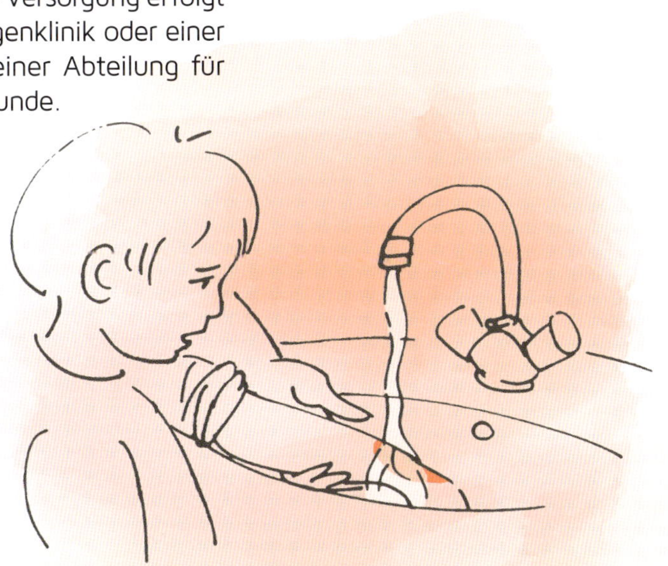

WICHTIG!

Beachten Sie bei allen beschriebenen Verletzungen auch die vier Maßnahmen des **PAKETs**:

- **Prüfen** Sie immer wieder die lebenswichtigen Funktionen und schauen nach dem Zustand des betroffenen Kindes.
- **Notruf:** Wenn er notwendig ist, dann rufen Sie die 112 an.
- Erhalten Sie die **Eigenwärme** des Kindes
- **Trösten** und betreuen Sie das Kind.

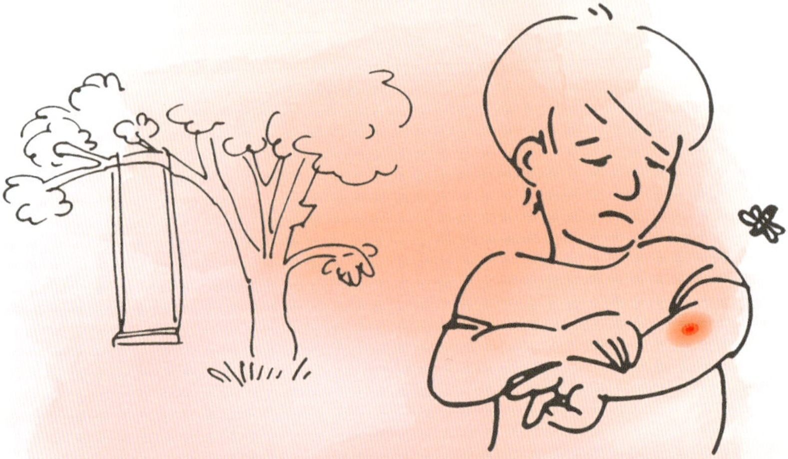

Besonderheit: Insektenstich

Stiche von Bienen, Wespen und Hornissen schmerzen stark. An der Einstichstelle entwickelt sich eine Rötung und Schwellung. Kinder, die an einer Allergie gegen Insektengifte leiden, sind stärker gefährdet. Hier können sich schnell starke allergische Reaktionen, zum Beispiel im Bereich der Atmung, zeigen. Diese können lebensbedrohlich sein.

TIPP **„Schnelle Hilfe bei Insektenstichen:**

- Entfernen Sie vorsichtig den Stachel, ohne den Giftsack leer zu drücken.
- Kühlen Sie die Stelle mit kaltem Wasser oder einer gekühlten Getränkedose. Niemals mit Eis kühlen, das kann zu Erfrierungen führen.
- Erwärmen der Stichstelle auf etwa 50 Grad Celsius hilft, das Insektengift zu zerstören. Diese Technik sollte aber nur mit speziellen elektronischen Stichheilern durchgeführt werden."

Dr. Utta Petzold, Dermatologin

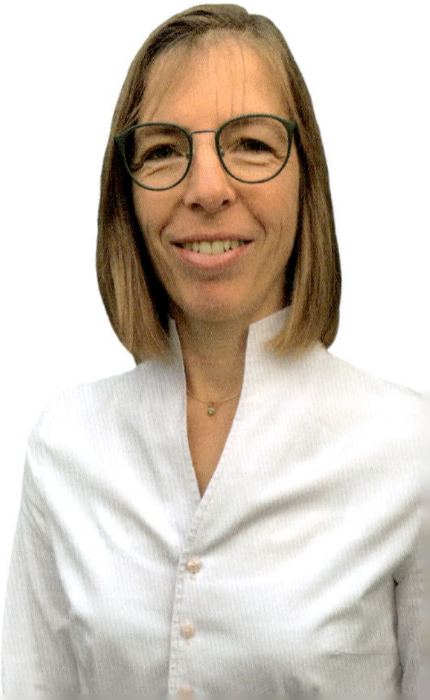

SO GEHEN SIE BEI EINEM INSEKTENSTICH VOR!

1. SEHEN

Sie erkennen auf den ersten Blick:

- eine Rötung und Schwellung an der Einstichstelle. Das Kind klagt über Schmerzen.
- Bei allergischen Reaktionen kommt es zu einer starken Rötung und Schwellung einer größeren Körperregion. Im Extrem zeigen sich Zeichen eines „allergischen Schocks": Quaddelbildung und Schwellungen.
- Zudem können Atemnot und andere Schockzeichen auftreten.

2. SCHÜTZEN

In der Regel bestehen keine Gefahren. Eigen- und Fremdschutz sind nicht notwendig.

3. RETTEN

In der Regel ist kein Retten notwendig.

4. PRÜFEN

Prüfen Sie das Bewusstsein und die Atmung des Kindes.

5. NOTRUF

Bei einer Reaktion, die die lebenswichtigen Funktionen Bewusstsein und Atmung gefährden könnte, wählen Sie den Notruf. Rufen Sie die 112 an oder beauftragen Sie einen anderen Ersthelfer. Beantworten Sie die 5 W-Fragen des Notrufs.

6. HELFEN

- Kühlen Sie die betroffene Stelle mit feuchten Tüchern oder mit Kühlkompressen. Wickeln Sie die Kühlkompresse vorher in ein Tuch ein.
- Tragen Sie ein spezielles Gel oder eine Salbe gegen den Juckreiz und die Schwellung auf.
- Bei allergischen Reaktionen: Bei Atemnot helfen Sie wie bei allen Problemen in der Brust (ab Seite 58).

7. DAS PAKET

Die vier Maßnahmen, die bei jedem Notfall wichtig und richtig sind. Rufen Sie die 112 nur an, wenn Sie Veränderungen der lebenswichtigen Funktionen sehen.

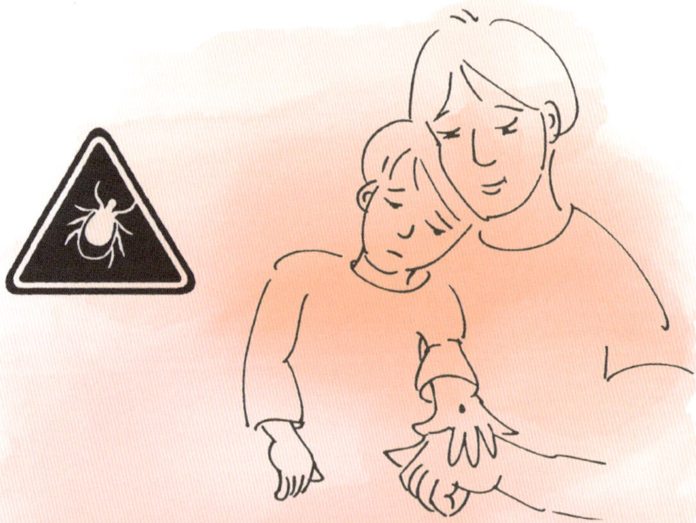

Besonderheit: Zeckenstich

Auf den Blättern niedrig wachsender Pflanzen warten Zecken auf einen geeigneten Wirt. Das kann ein Tier oder ein Mensch sein. Die Zecken lassen sich im Vorbeigehen abstreifen oder auf den Wirt fallen, um sich dort mit Blut vollsaugen zu können.

In unseren mitteleuropäischen Regionen können sie Krankheiten übertragen, wie Borreliose oder die Frühsommer-Meningoenzephalitis (FSME). Die Zeichen der Borreliose treten zwischen 3 Tagen und 4 Wochen nach einem Stich auf. Dann zeigt sich eine an Größe zunehmende, kreisrunde Rötung um die Einstichstelle (mindestens die Größe einer 1-Euro-Münze). Die Frühsommer-Meningoenzephalitis (FSME) ist eine Entzündung der Hirnhäute und des Gehirns. Sie beginnt 2-14 Tage nach dem Stich mit grippeähnlichen Zeichen.

SO GEHEN SIE BEI EINEM ZECKENSTICH VOR!

1. SEHEN

Sie entdecken die Zecke oft an stark behaarten Körperregionen oder in Körperbeugen, in denen die Haut dünn ist. Von ihr sehen Sie nur den rundlichen, braunen Hinterleib und die acht Beine.

2. SCHÜTZEN

In der Regel bestehen keine Gefahren. Eigen- und Fremdschutz sind nicht notwendig.

3. RETTEN

In der Regel ist kein Retten notwendig.

4. PRÜFEN

Danach prüfen Sie die lebenswichtigen Funktionen beim betroffenen Kind und leisten weitere Erste Hilfe.

5. NOTRUF

Ein Notruf ist in der Regel nicht notwendig.

6. HELFEN

- Entfernen Sie die Zecke mit einem geeigneten Hilfsmittel. Je nach Größe der Zecke kann das eine spezielle Pinzette, eine Zeckenkarte oder eine Zeckenschlinge sein. Keinesfalls drehen und quetschen Sie die Zecke!
- Legen Sie die Zecke auf einen hellen Untergrund und kontrollieren Sie, dass sie komplett ist.
- Konnten Sie die Zecke nicht komplett entfernen, suchen Sie mit dem Kind einen Arzt auf.
- Bedecken Sie die Stichstelle mit einem Wundschnellverband – einem Pflaster.
- Kontrollieren Sie in den nächsten Stunden und Tagen die Stichstelle und beobachten Sie das Gesamtbefinden des Kindes.
- Sehen Sie Hinweise für eine Borreliose oder FSME, suchen Sie mit dem Kind umgehend einen Arzt auf.

7. DAS PAKET

Die vier Maßnahmen, die bei jedem Notfall wichtig und richtig sind.

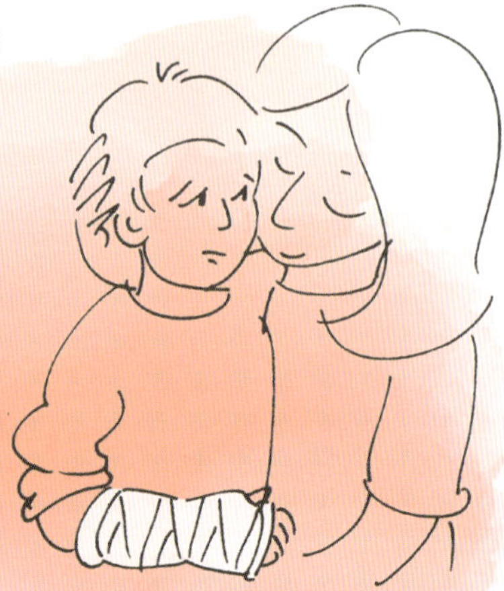

Leitsymptom: Verletzungen der Knochen, Gelenke und Muskeln

Diese Art von Verletzungen unterscheidet zwischen geschlossenen und offenen Verletzungen. Geschlossene Verletzungen verursachen Schmerzen, zeigen eine Schwellung an der betroffenen Stelle und behindern die normale Beweglichkeit. Offene Verletzungen erkennen Sie zusätzlich an einer Wunde. Darin ist manchmal das Bruchende des Knochens zu sehen.

So erkennen Sie Verletzungen der Knochen, Gelenke und Muskeln:
Prellungen und Verstauchungen:
- Rötung, Schwellung, Druck- und Bewegungsschmerz

Verrenkung von Gelenken:
- Rötung, Schwellung, (heftiger) Schmerz
- Schonhaltung
- unnatürliche Form oder Stellung
- eingeschränkte Beweglichkeit
- tastbare Gelenkpfanne

Knochenbrüche:
- Rötung, Schwellung, Schmerzen
- unnatürliche Form oder Stellung
- unnatürliche Beweglichkeit
- sichtbare Knochenenden oder -splitter

SO GEHEN SIE BEI DIESEN VERLETZUNGEN VOR!

1. SEHEN

Sie erkennen auf den ersten Blick:

- eine Unfallsituation, bei der sich das Kind verletzt hat.
- unnatürliche Stellung etwa eines Beins, sichtbare Verletzung.
- Das Kind hat Schmerzen.
- Das Kind ist blass.

2. SCHÜTZEN

Bei Gefahr: Eigensicherung und Fremdsicherung. Ziehen Sie sich zum Schutz Einmalhandschuhe an.

3. RETTEN

Bei Gefahr: Retten aus dem Gefahrenbereich.

4. PRÜFEN

Prüfen Sie die lebenswichtigen Funktionen und suchen bei der Ganzkörperuntersuchung nach Verletzungen.

5. NOTRUF

Bei Verletzungen, die die lebenswichtigen Funktionen Bewusstsein und Atmung gefährden, wählen Sie den Notruf. Rufen Sie die 112 an und beantworten Sie die 5 W-Fragen des Notrufs.

6. HELFEN

PECH-Regel:

P = **Pause**: Stellen Sie die betroffene Stelle ruhig. Dabei müssen Sie auch die Gelenke auf beiden Seiten des Bruchs einschließen. Bei einem gebrochenen Arm hilft das Armtragetuch. Bei einem gebrochenen Bein stützen Sie auf beiden Seiten zum Beispiel mit einer zusammengerollten Decke.

E = **Eis**: Kühlen Sie die betroffenen Körperstellen zum Beispiel mit einer Kühlkompresse für 10 Minuten. Das hilft gegen die Schwellung. Wickeln Sie die Kühlkompresse vorher in ein Tuch ein.

C = **Compression**: Wenn kein Bruch vorliegt, legen Sie nach dem Kühlen bei Schwellungen mit einer elastischen Binde einen Druckverband an.

H = **Hochlagern**: Ist das Bein nicht gebrochen, lagern Sie es über Herzhöhe hoch.

Zusätzlich bei einer Wunde: Versorgen Sie die Verletzung (ab Seite 72).

7. DAS PAKET

Die vier Maßnahmen, die bei jedem Notfall wichtig und richtig sind.

Armtragetuch: So legen Sie es an!

Das betroffene Kind hält den verletzten Arm mit dem anderen selbst fest (Schonhaltung). Nutzen Sie ein Dreiecktuch, um ein Armtragetuch zu binden.

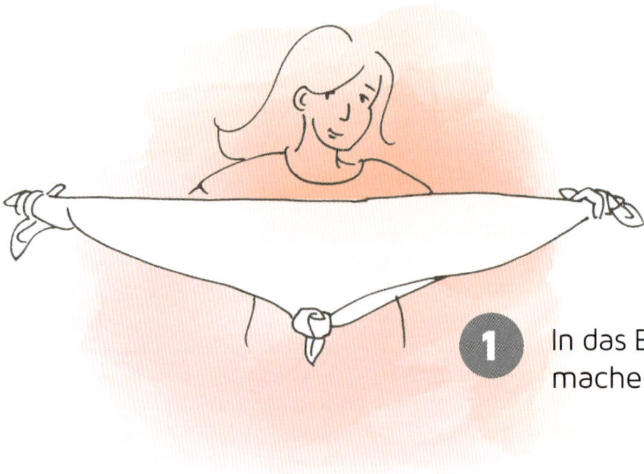

1 In das Ende der kurzen Seiten machen Sie einen Knoten.

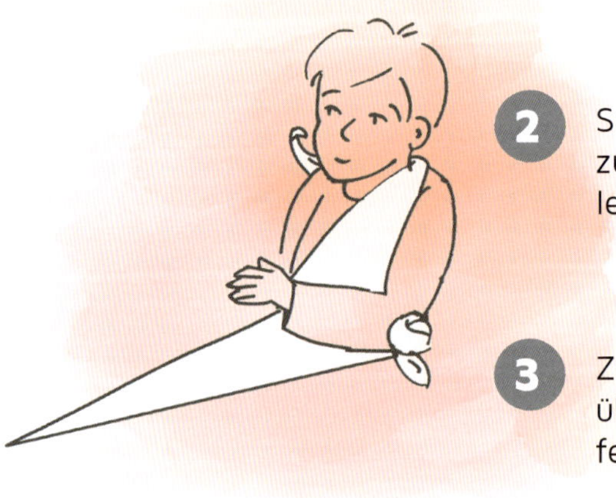

2 Schieben Sie das Tuch bis zum Knoten unter den verletzten Arm.

3 Ziehen Sie das hintere Ende über die Schulter der „betroffenen Seite" hoch.

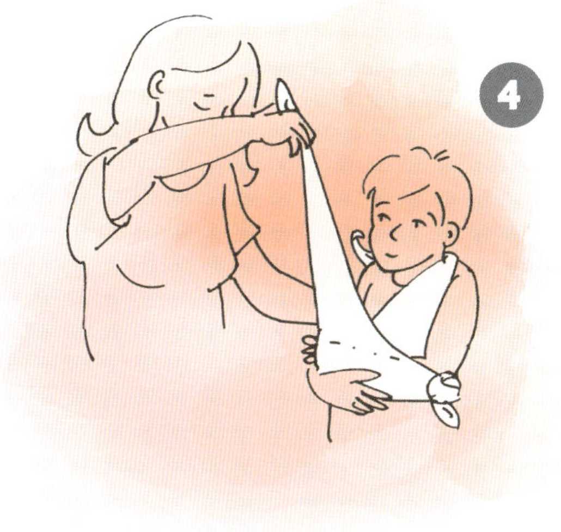

4 Das vordere Ende ziehen Sie auf die Gegenseite. Straffen Sie das Tuch so weit, dass der Arm ruhig darin liegen kann.

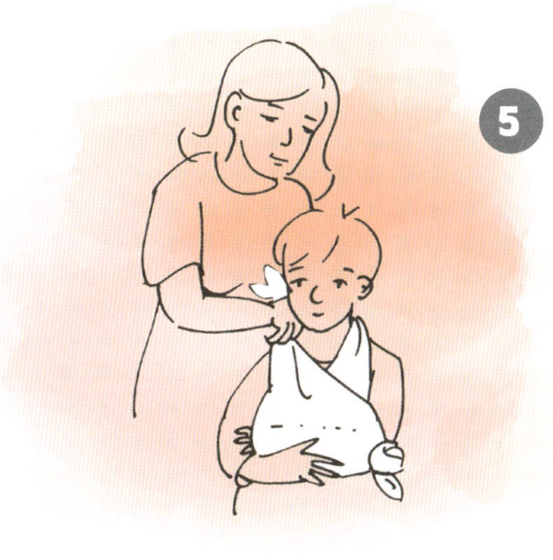

5 An der Seite des Halses verknoten Sie beide Enden des Tuchs.

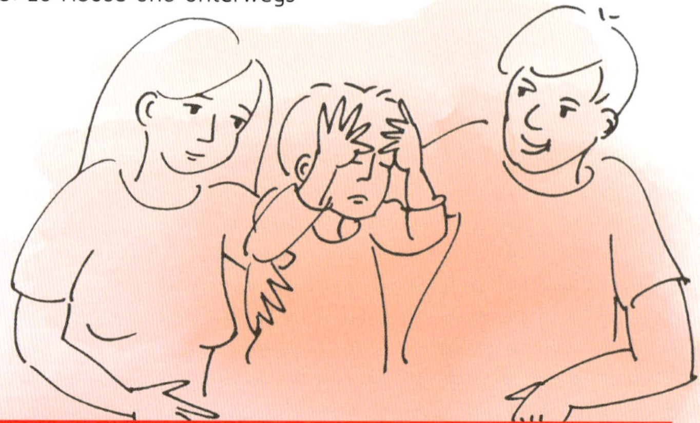

Leitsymptom: Probleme im Kopf

Auslöser für das Leitsymptom „Probleme im Kopf" sind entweder Verletzungen im Kopfbereich oder akute Erkrankungen wie zum Beispiel ein Schlaganfall (Apoplex).

Egal ob die Ursache Wärme- oder Kälteeinwirkung, Einwirkung von Giften, akute Erkrankung oder Ähnliches ist, für Probleme im Kopf ist typisch, dass eine Störung der Steuerung des Körpers aus dem Gehirn eintritt, wie beispielsweise Erinnerungslücken, Schwindel, Übelkeit, Erbrechen, Störungen der Sensorik – also der Sinnesempfindungen – und/oder Motorik – also Steuerung der Bewegung – in Körperteilen.

So erkennen Sie Probleme im Kopf bei Ihrem Kind:

- Es klagt über Kopfschmerzen.
- Ihm ist übel oder schwindelig. Das Kind hat gegebenenfalls eine Wunde am Kopf.
- Bei einem Sonnenstich hat es einen roten, heißen Kopf und bei einem Hitzschlag auch einen roten, heißen Körper.
- Bei einer Unterkühlung treten folgende Symptome auf: Frieren, blaue Lippen, blasse Haut, Schläfrigkeit bis Bewusstlosigkeit.

Die Störungen aus der Einwirkung von Hitze und Kälte haben wir auf den Seiten 106–115 zusammengestellt.

So handeln Sie bei Problemen im Kopf!

- Lagern Sie den Kopf höher als die Beine.
- Bei einer Verletzung: Versorgen Sie die Wunde (ab Seite 72).
- Wenn Wärme oder Sonne die Probleme verursachen: Kühlen Sie den heißen Kopf und die heißen Füße.
- Bei Kälte als Ursache:
  - Ziehen Sie dem Kind die durchnässte Kleidung aus.
  - Hüllen Sie es in warme Decken.
  - Wenn das Kind klar bei Bewusstsein ist, dann geben Sie ihm warme gezuckerte Getränke und lassen es sich bewegen.
  - Wenn es schläfrig oder bewusstlos ist, wärmen Sie es nicht auf und bewegen Sie es wenig.
- Das PAKET: die vier Maßnahmen, die bei jedem Notfall wichtig und richtig sind.

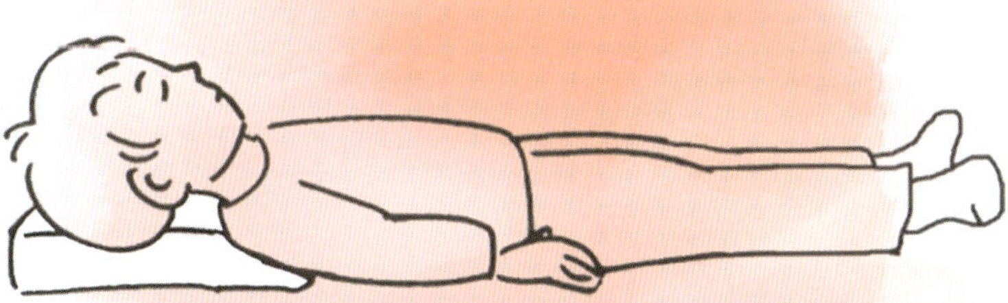

Durch die **Hochlagerung des Kopfes** wird eine Druckbelastung des Gehirns vermieden, wie es bei einer Tieflagerung des Kopfes und durch das dann heranflutende Blut drohen würde.

Wichtig ist, dass Sie den Hals des Kindes gerade lagern, also den Kopf nicht seitlich abknicken lassen. Hierdurch soll ein optimaler Abfluss des Blutes aus dem Kopf über die im Hals liegenden Venen gesichert werden.

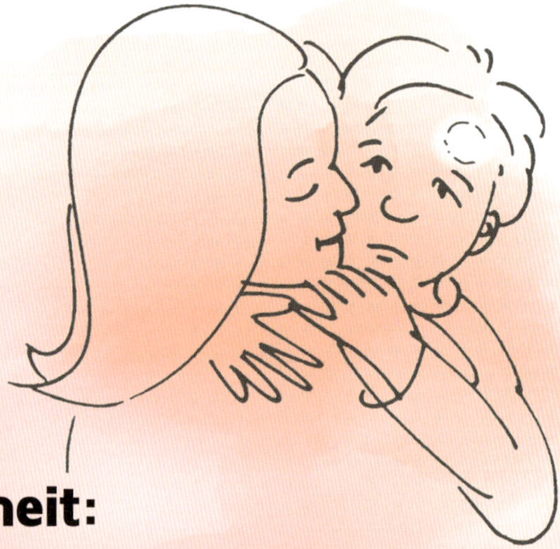

Besonderheit: Verletzungen im Kopfbereich

Bei offenen Kopfverletzungen gelten dieselben Regeln wie beim Leitsymptom „Verletzungen – Wunden und Blutungen" (ab Seite 72). Bei größeren, offenen Schädel-Hirn-Verletzungen nutzen Sie ein Verbandtuch, das Sie locker auf die Wunde legen. Darauf können Sie einen Polsterring aufbringen, den Sie aus einem Dreiecktuch gewickelt haben und der Druck auf die Wunde vermeiden soll. Über diesen Polsterring wird die Befestigung des Verbandes geführt: entweder Mullbinden oder ein Dreiecktuch, das als „Kopfhaube" gestaltet wird.

WICHTIG!

Sie sollten mit dem Kind auch bei einer auf den ersten Blick leichten Gehirnerschütterung einen Arzt aufsuchen.

Gegebenenfalls muss das Kind für 1-2 Tage zur Beobachtung in ein Krankenhaus. Eine erneute Bewusstlosigkeit oder Kopfschmerzen mit Erbrechen (in der Regel 6-24 Stunden nach dem Unfall) können zum Beispiel auf eine Blutung im Schädel hindeuten. **Deshalb:** Notruf wählen!

SO GEHEN SIE BEI GEHIRNERSCHÜTTERUNG VOR!

1. SEHEN

Sie sehen auf den ersten Blick: eine Unfallsituation, bei der Gewalt auf den Kopf des Kindes eingewirkt hat.

2. SCHÜTZEN

Bei Gefahr: Eigensicherung und Fremdsicherung.

3. RETTEN

Bei Gefahr: Retten aus dem Gefahrenbereich.

4. PRÜFEN

Sie erkennen: Das Kind ...

... war gegebenenfalls nach der Gewalteinwirkung auf den Kopf kurz bewusstlos.

... hat Kopfschmerzen und gegebenenfalls auch Sehstörungen. Ihm ist übel und es erbricht.

... hat eine Gedächtnislücke.

... kann gegebenenfalls später eintrüben und bewusstlos werden.

... hat gegebenenfalls zusätzlich sichtbar eine Platzwunde oder Prellmarke am Kopf.

5. NOTRUF

Spätestens wenn das Kind eintrübt und bewusstlos wird: den Notruf wählen. Rufen Sie die 112 an oder beauftragen Sie einen anderen Ersthelfer. Beantworten Sie die 5 W-Fragen des Notrufs.

6. HELFEN

- Lagern Sie den Kopf des Kindes höher als die Beine.
- Der Hals soll „gerade" und nicht „abgeknickt" liegen.
- bei einer Wunde: Versorgen Sie diese (siehe Seite 73).
- Wenn das Kind eintrubt und bewusstlos wird, stellen Sie früh eine stabile Seitenlage her (siehe Doppelseite 42/43).

7. DAS PAKET

Die vier Maßnahmen, die bei jedem Notfall wichtig und richtig sind.

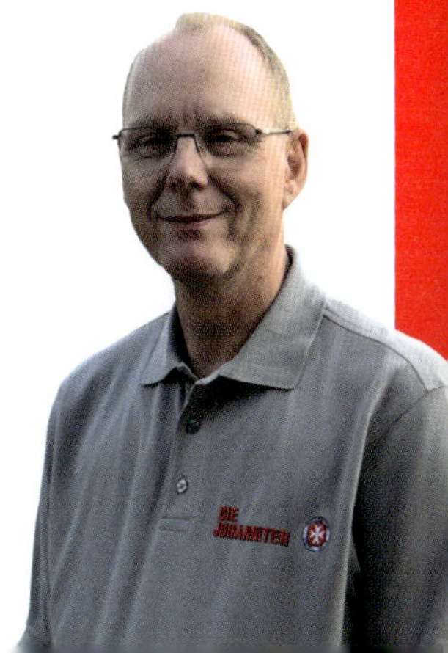

TIPP „Schützen Sie Ihr Kind beim Fahrradfahren, Rollerfahren oder Inlineskaten mit einem passenden, geprüften Schutzhelm. Als Vorbild für Ihr Kind tragen Sie selbst ebenfalls einen."

Dr. Clemens Dobis, Neurologe

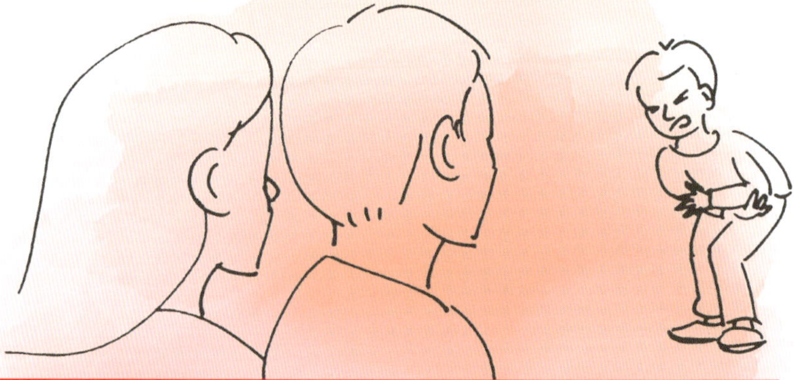

Leitsymptom: Probleme im Bauch

Auslöser für das Leitsymptom „Probleme im Bauch" können Verletzungen im Bauchbereich, akute Erkrankungen, wie Entzündungen der Bauchorgane (Apendizitis) oder Diabetes mellitus („Zuckerkrankheit"), oder Vergiftungen sein.

So erkennen Sie Probleme im Bauch:

- Ihr Kind klagt über Schmerzen im Bauch.
- Ihm ist übel oder es erbricht. Gegebenenfalls liegt eine Wunde am Bauch vor.
- Das Kind zeigt kein „normales" Verhalten: Es ist plötzlich still, quengelig, weinend ...

So handeln Sie bei Problemen im Bauch!

- Durch die richtige Lagerung kann die Bauchdecke entspannen.
- Bei einer Wunde: Versorgen Sie die Wunde (siehe Seite 73).
- Bei einer Vergiftung: Heben Sie das Gift auf und zeigen es dem Notarzt. Das richtige Vorgehen bei einer Vergiftung erklären wir auf Doppelseite 104/05.
- Helfen Sie Ihrem Kind beim Erbrechen.

Durch die Lagerung auf dem Rücken mit Knie- und Nackenrolle wird die Bauchdecke entspannt.

So lassen sich in der Regel Schmerzen im Bauchraum verringern. Wenn dem Kind diese Lage unangenehm ist, soll es selbst eine Liegestellung finden, die für ihn oder sie am angenehmsten ist. Sollte Ihr Kind erbrechen, stützen Sie es in sitzender Stellung.

Bei offenen Bauchverletzungen arbeiten Sie am besten mit dem Verbandtuch. Dieses können Sie dank seiner Größe auch ohne Druck auf größeren Verletzungen aufbringen. Außerdem verklebt es auch nicht etwa mit aus der Wunde ausgetretenen Darmschlingen.

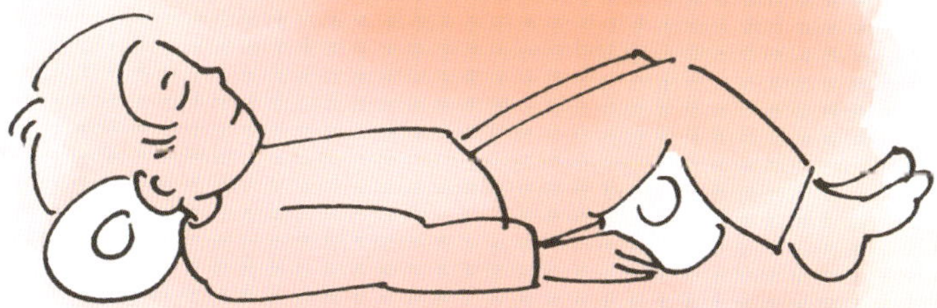

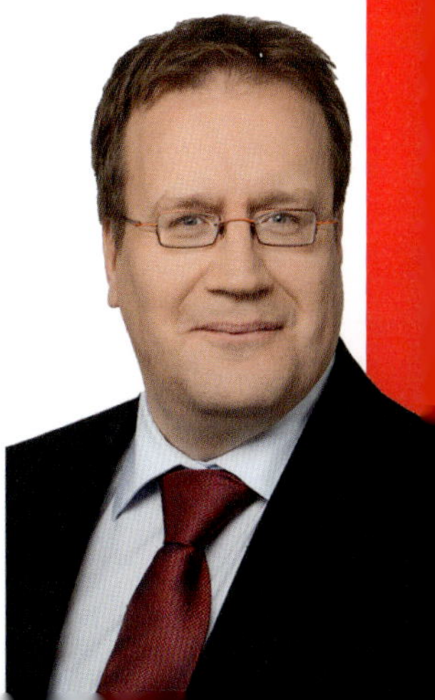

TIPP „Nehmen Sie die Aussage Ihres Kindes ernst, es habe Bauchweh. Auch wenn Sie keine Anzeichen von Verletzungen oder Erkrankungen erkennen können. Gerade bei kleinen Kindern gibt es Gründe für ‚Bauchweh', die nichts mit dem Bauch zu tun haben: Unwohlsein, Angst, Trauer und vieles mehr."

Dr. Jörg Oberfeld, Internist, Kardiologe und unter anderem Notarzt

SO GEHEN SIE BEI VERLETZUNGEN IM BAUCH VOR!

1. SEHEN

So erkennen Sie Verletzungen im Bauchbereich:

- Gab es eine Unfallsituation? Zum Beispiel einen Stoß in den Bauch beim Sturz über den Lenker des Fahrrads.
- Das Kind hat Schmerzen im Bauch.
- Dem Kind ist übel und es erbricht.
- Das Kind hat Prellmarken (Blutergüsse) oder eine Wunde im Bauchbereich.
- Seine Bauchdecke ist „bretthart".
- Das Kind kann gegebenenfalls eintrüben und bewusstlos werden.

2. SCHÜTZEN

Bei Gefahr: Sichern Sie sich selbst und alle anderen im Gefahrenbereich.

3. RETTEN

Bei Gefahr: Retten Sie sich und alle anderen aus dem Gefahrenbereich.

4. PRÜFEN

Prüfen Sie das Bewusstsein und die Atmung des Kindes.

5. NOTRUF

Bei offenen Bauchverletzungen, starken Schmerzen und „brettharter" Bauchdecke: sofortiger Notruf! Rufen Sie die 112 an oder beauftragen Sie einen anderen Ersthelfer. Beantworten Sie die 5 W-Fragen des Notrufs.

6. HELFEN

- Lagern Sie das Kind so, dass sich die Bauchdecke entspannt: Legen Sie den Kopf höher als den Bauch. Winkeln Sie die Beine an und legen Sie Polster unter den Kopf und die Knie.
- Wenn diese Lagerung unangenehm für das Kind ist, lassen Sie es sich hinlegen, wie es ihm von den Schmerzen her am liebsten ist.
- Helfen Sie dem Kind, wenn es erbrechen muss.
- Decken Sie den Wundbereich keimarm locker ab (zum Beispiel mit einem Verbandtuch).

7. DAS PAKET

Die vier Maßnahmen, die bei jedem Notfall wichtig und richtig sind.

Brechdurchfälle

Unabhängig von der Ursache sind Brechdurchfälle besonders bei Säuglingen und Kleinkindern gefährlich. Schneller als bei Erwachsenen wird der Verlust von Flüssigkeit und Elektrolyten (zum Beispiel in Form von Salzen) lebensbedrohlich. Hier müssen Sie rechtzeitig handeln.

So handeln Sie bei Brechdurchfällen!

- Geben Sie Säuglingen leicht gesüßte Flüssigkeiten mit einer Prise Salz.
- Geben Sie älteren Kindern hingegen beispielsweise Limonade mit Salzstangen.
- Rufen Sie bei einer unerklärlichen und plötzlichen Entwicklung die 112 an und beantworten Sie die 5 W-Fragen.
- Das PAKET: die vier Maßnahmen, die immer wichtig und richtig sind.

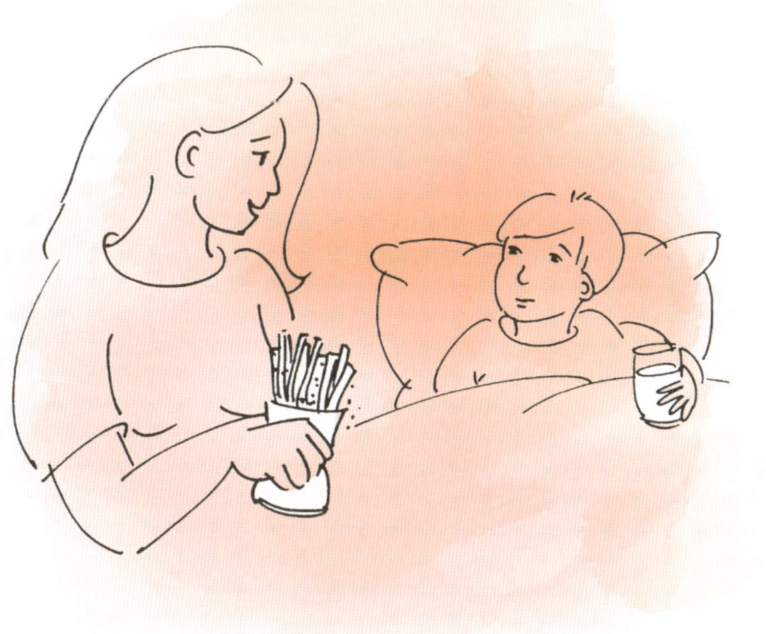

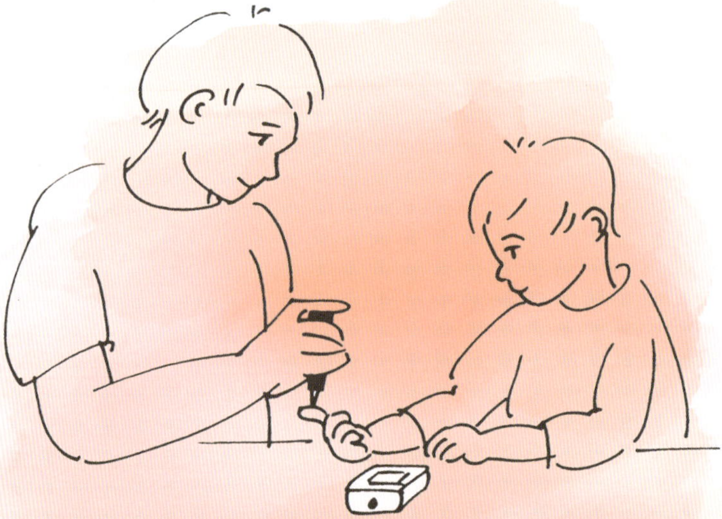

Besonderheit: Diabetes mellitus

Das in der Bauchspeicheldrüse produzierte Hormon Insulin ist für die Steuerung des Blutzuckerspiegels im Körper wichtig. Kann der Körper selbst nicht genug Insulin produzieren und es muss als Medikament eingesetzt werden, spricht man von der Erkrankung „Diabetes mellitus". Diabetes mellitus Typ I, bei dem der Körper nicht genügend Insulin produziert, kann bereits im Kindesalter auftreten. Beim Typ II, auch „Altersdiabetes" genannt, zu dem 95 Prozent aller Erkrankungen gehören, „erkennen" die Körperzellen das Insulin nicht mehr und nehmen deshalb den Zucker aus dem Blut unzureichend auf.

Vor allem Erkrankte, bei denen regelmäßig eine Insulingabe notwendig ist, müssen besonders auf ihren Zuckerhaushalt und die Gefahren einer Über- und Unterzuckerung achten. Ist im Vergleich zur Insulingabe die Nahrungsaufnahme zu gering und/oder die körperliche und psychische Belastung zu groß, kann sich bei einem betroffenen Kind sehr schnell das Notfallbild der Unterzuckerung einstellen. Der Fachterminus „hypoglykämischer Schock" betont die Ähnlichkeit in der Plötzlichkeit und in vielen Symptomen zum Schock.

So erkennen Sie eine Unterzuckerung:

- Heißhunger
- Schweißausbruch
- Schwindel oder Übelkeit
- Verhaltensveränderungen beim Kind
- Bewusstseinsstörungen

So handeln Sie bei einer Unterzuckerung!

- Lagern Sie das Kind so, dass sich die Bauchdecke entspannt.
- Geben Sie dem Kind Traubenzucker. Er wird vom Körper sehr schnell aufgenommen und gleicht so die Unterzuckerung aus. Erfahrene Diabetiker führen in der Regel immer Traubenzuckerplättchen mit. Sollte dieser nicht zur Verfügung stehen, bieten sich auch zuckerhaltige Getränke (ohne Süßstoff) an.

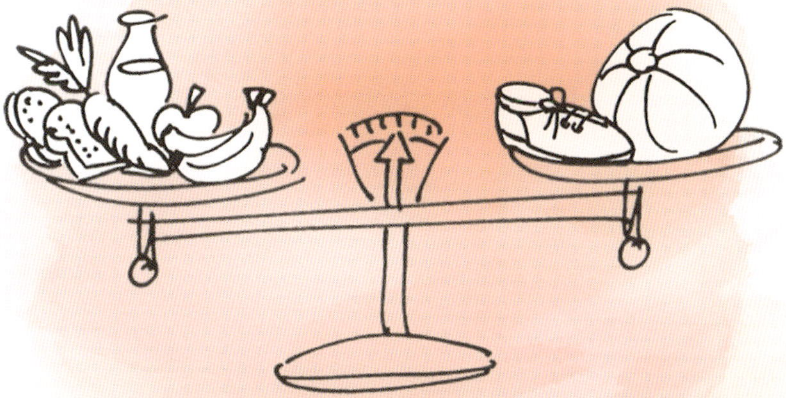

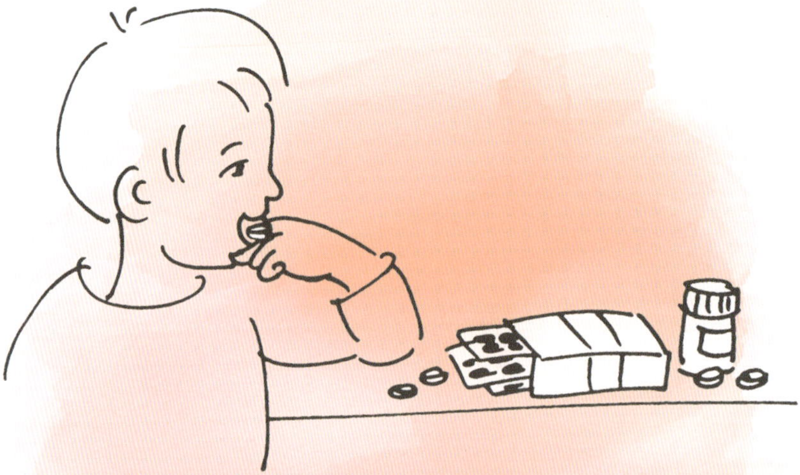

Besonderheit: Vergiftungen

Da Kleinkinder bei ihren Entdeckungstouren alles in den Mund stecken, kann es besonders auf diesem Weg zu Vergiftungen kommen. Folgende Gegenstände können bei den Kindern Ursache für eine Vergiftung sein: „bunte" Medikamente und Chemikalien in Flaschen, auffällige Pflanzen und Früchte oder beispielsweise Zigarettenkippen.

Tiefergehende Informationen zu Vergiftungen finden Sie auf den Seiten 116–127.

WICHTIG!

Wenn sich bereits Auswirkungen auf die lebenswichtigen Funktionen Bewusstsein und Atmung zeigen, ist keine Zeit für einen Anruf bei der Giftinformationszentrale. Rufen Sie direkt die 112 an!

Eine Übersicht der Giftinformationszentralen finden Sie auf der Doppelseite 126/27.

SO GEHEN SIE BEI EINER VERGIFTUNG VOR!

1. SEHEN

Sie sehen auf den ersten Blick: eine Situation, die auf die Aufnahme eines Giftes durch das Kind hindeutet.

2. SCHÜTZEN

Bei der Gefahr des Kontaktes mit Körperflüssigkeiten oder gefährlichen Stoffen sollten Sie zum Schutz Einmalhandschuhe anziehen.

Bei Kontakt des Kindes mit einem Kontaktgift: Fassen Sie es nur mit Einmalhandschuhen an. Eine gegebenenfalls notwendige Beatmung kann nur mit sicherem Hilfsmittel (Beatmungsmaske, Beatmungsbeutel) erfolgen.

3. RETTEN

Bei Gefahr: Retten Sie sich und alle anderen aus dem Gefahrenbereich.

4. PRÜFEN

So erkennen Sie eine Vergiftung:

- Das Kind hat Schmerzen im Bauch.
- Dem Kind ist übel und es erbricht.
- Das Kind verhält sich nicht „normal“: Es ist plötzlich still oder redet „wirr“.
- Das Kind kann eintrüben und bewusstlos werden.

5. NOTRUF

Rufen Sie die 112 an oder beauftragen Sie einen anderen Ersthelfer. Beantworten Sie die 5 W-Fragen des Notrufs.

6. HELFEN

- Lagern Sie das Kind so, dass sich die Bauchdecke entspannt: Legen Sie den Kopf höher als den Bauch. Winkeln Sie die Beine an und legen Sie Polster unter den Kopf und die Knie.
- Oder lassen Sie das Kind sich so hinlegen, wie es ihm von den Schmerzen her am liebsten ist.
- Helfen Sie dem Kind, wenn es erbrechen muss.
- Heben Sie das Gift auf und zeigen Sie es dem Notarzt.

7. DAS PAKET

Die vier Maßnahmen, die bei jedem Notfall wichtig und richtig sind.

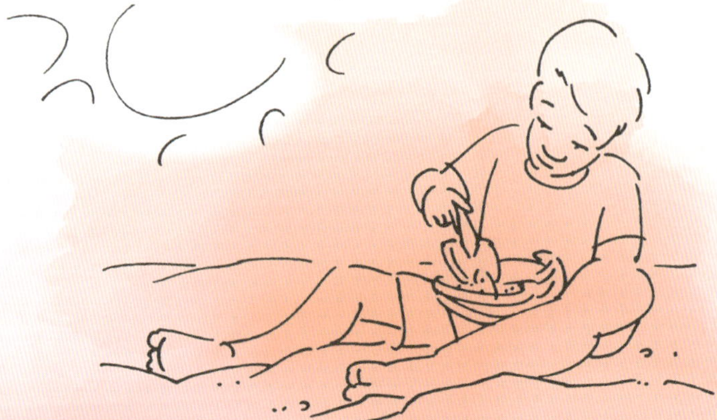

Einwirkung von Hitze und Kälte

Sommer, Sonne – raus geht es an die frische Luft, ins Freibad oder an den Badesee. Das ist wunderbar für Eltern und Kinder. Aber auch die kalten Jahreszeiten haben ihren Reiz. Damit Sie diese Freude ungetrübt mit Ihrem Kind genießen können, behalten Sie Folgendes im Blick: Bei Säuglingen und Kleinkindern ist das Zentrum zur Regulierung der Körpertemperatur noch in der Entwicklung. Ihr Körper reagiert deshalb auf Außentemperaturen anders als unser erwachsener Körper.

Ferner ist bei einem Kind das Verhältnis von Körperoberfläche zu Körpergewicht anders. Es wird viel mehr Wärme abgegeben. Deshalb können Kinder auch bei warmem Wetter und Sonnenschein allein durch Wind oder beim Planschen im Wasser auskühlen. Bei Säuglingen gibt es zudem kein Kältezittern, um die Körpertemperatur zu regulieren.

Säuglinge und Kleinkinder haben kaum Kopfhaare zum Schutz gegen die Sonneneinstrahlung, eine Kopfbedeckung ist also dringend notwendig. Weil bei Säuglingen und Kleinkindern der Flüssigkeitsverlust über die Haut und die Nieren größer ist, sollten Sie ebenfalls dafür sorgen, dass Ihr Kind immer genug trinkt.

Vor dem Hintergrund, dass der kindliche Körper viel Wärme abgibt, ist besonders in den kalten Jahreszeiten die richtige, wärmende und trotzdem atmungsaktive Kleidung wichtig. Gleichzeitig sind es auch die dunklen Jahreszeiten, sodass die Kleidung eine gute Sichtbarkeit der Kinder, etwa im Straßenverkehr, garantieren sollte. Wie Sie vorbeugen können, lesen Sie auf den Seiten 8–21.

9er-Regel

Wie unterschiedlich im Vergleich zwischen Kindern und Erwachsenen die Proportionen zwischen den einzelnen Körperregionen ausfallen, macht die 9er-Regel deutlich. Sie hilft bei Verbrennungen, die Ausdehnung und damit die Schwere der Schädigung abzuschätzen.

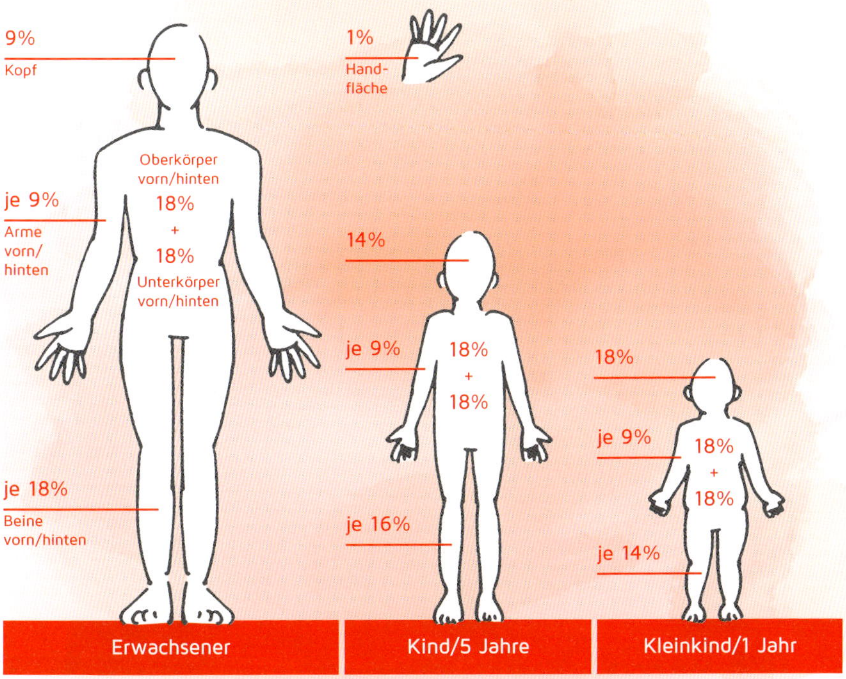

Temperaturregulation

Der Mensch ist auf eine konstante Körperkerntemperatur angewiesen. Diese hält er durch verschiedene Regulationsmechanismen bei etwa 37 Grad Celsius: beispielsweise durch die End- oder Weitstellung der Blutgefäße der Haut, durch Schweißbildung zum Abkühlen, Muskelarbeit oder -zittern, um Wärme zu erzeugen. Zu einem bestimmten Maß kann ein Körper Temperaturabweichungen der Außenwelt ausgleichen. Ist diese Abweichung zu groß, kommt es jedoch zu einer Schädigung. Die Art und das Ausmaß der Schädigung hängt dabei von verschiedenen Faktoren ab:

- der Temperaturdifferenz zur Körpertemperatur
- der Einwirkungsdauer von Hitze oder Kälte
- der Wärmeleitfähigkeit der Hitze- oder Kältequelle
- der Größe und des Ortes der Einwirkung

Nachfolgend finden Sie die typischen Hitze- und Kälteschäden geordnet, je nachdem ob sie am gesamten Körper oder nur lokal an Körperregionen ansetzen. Nichtsdestotrotz können auch starke lokale Einwirkungen Auswirkungen auf den gesamten Körper entwickeln.

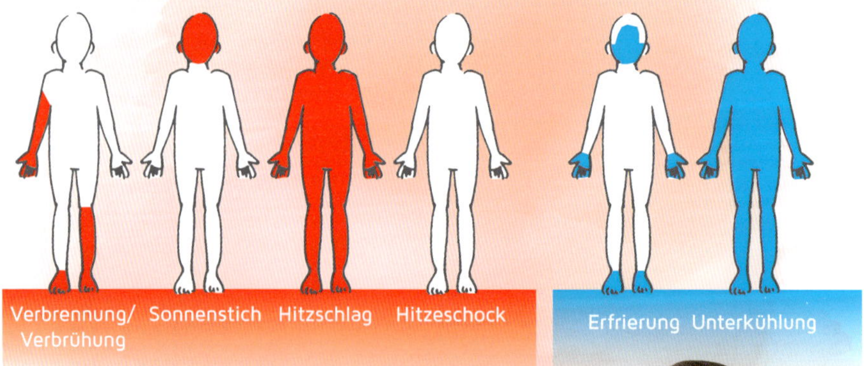

TIPP „Eine kleine Eselsbrücke zu den Lagerungen bei Hitze- und Kälteschäden:
Bl**a**sser Kopf – fl**a**ch lagern.
R**o**ter Kopf – h**o**ch lagern."

Stefanie Krüger, Lehrerin

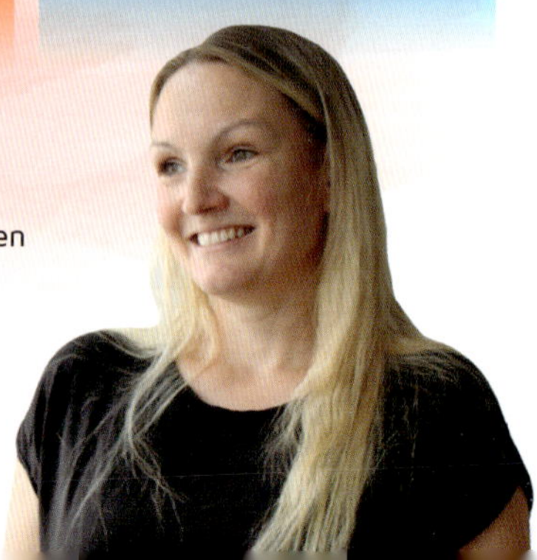

Verbrennung und Verbrühung

Durch den direkten Kontakt mit heißen Gegenständen, Flüssigkeiten oder Gasen kann es zu Verbrennungen oder Verbrühungen bei Kindern kommen. Aber auch Strahlungen, wie die UV-Strahlung der Sonne oder Strahlung anderer Quellen, können Verbrennungen verursachen.

Folgende Gefahren bestehen bei Verbrennung oder Verbrühung:

- Schock durch Flüssigkeitsverlust
- Unterkühlung durch die Störung der Wärmeregulation (Das muss später beim Kühlen unbedingt beachtet werden!)
- Atemnot bei Verbrennungen im Gesicht und/oder beim Einatmen von heißen Gasen oder Dämpfen

Als Spätfolge kann es zu Narbenbildung kommen.

So erkennen Sie Verbrennungen und Verbrühungen:

Grundsätzlich unterscheidet man bei dieser Art der Verletzung drei Schweregrade:

- Verbrennung **1. Grades**: Rötung, gegebenenfalls Schwellung und Schmerz
- Verbrennung **2. Grades**: zusätzliche Blasenbildung
- Verbrennung **3. Grades**: zusätzliche Gewebezerstörung (auch in die Tiefe)

Neben der Schwere der Verbrennung (Grad 1 bis 3) ist auch die Ausdehnung für die Abschätzung des Ausmaßes der Schädigung wichtig.

Es empfiehlt sich, bei Verbrennungen mit mindestens Blasenbildung der Haut ab 1 Prozent Körperoberfläche – das entspricht der Handfläche des verletzten Kindes – einen Arzt aufzusuchen. Insbesondere dann, wenn Gesicht, Hände, Genitalien oder Gelenke betroffen sind. Bei Verbrennungen, die größer sind als zwei Handflächen des Patienten, bitte den Rettungsdienst alarmieren.

So handeln Sie bei Verbrennungen!

- Beachten Sie den Eigen- und Fremdschutz.
- Wenn möglich, beseitigen Sie die Ursache der Verletzung und retten Sie das Kind aus dem Gefahrenbereich:
  - bei Feuer: Löschen Sie den Entstehungsbrand.
  - bei brennender Kleidung: Löschen Sie mit Wasser oder einem Handfeuerlöscher
  - Entfernen Sie die Kleidung des Kindes, wenn diese mit heißer Flüssigkeit durchtränkt ist. Kleidungsreste, die mit der Wunde verklebt sind, werden nicht entfernt.
- Kühlen Sie die Brandwunde sofort über 10 Minuten. Dabei müssen Sie darauf achten, dass das Kind nicht auskühlt. Dies können Sie durch den Einsatz von handwarmem Wasser versuchen zu verhindern. Ferner sollten Sie nicht direkt große Flächen, wie den gesamten Rumpf, kühlen. Weiterhin gilt: Bei Patienten, die keine Schmerzen verspüren oder gar bewusstlos sind, muss auf eine Kühlung verzichtet werden.
- Nach dem Kühlen bedecken Sie die Wunde druckfrei steril: Benutzen Sie dazu ein Verbandtuch, das Sie außerhalb des Wundbereichs mit Pflaster oder einer Mullbinde befestigen.
- Wenn Sie Schockzeichen erkennen, bringen Sie das Kind in die Schocklage (siehe Seite 78).
- Wenn die Atemwege betroffen sind: Führen Sie die Maßnahmen zum Leitsymptom „Probleme in der Brust" (ab Seite 58) aus.
- Das PAKET: die vier Maßnahmen, die bei jedem Notfall wichtig und richtig sind.

TIPP **„So vermeiden Sie Narbenbildung bei Brandwunden:**

- Je schneller die Haut nach einer Verbrennung gekühlt wird, umso weniger tief dringt die Hitze in die Haut ein. Das hilft, Narben zu vermeiden.
- Bei Brandblasen das Blasendach so lang wie möglich nicht entfernen.
- Halten Sie Brandwunden sauber und entzündungsfrei, so heilt die Wunde ungestört ab.
- Halten Sie Schorf mit Zinksalbe weich, damit die Wunde nicht wieder aufreißt."

Dr. Utta Petzold, Dermatologin

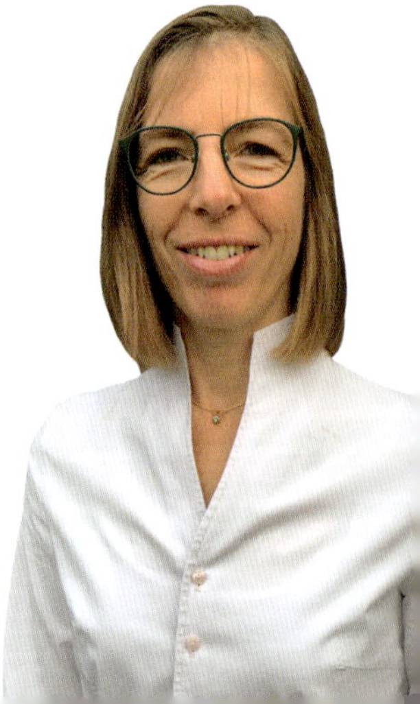

Sonnenstich und Hitzschlag

Bei einem Sonnenstich ist der Kopf des Kindes betroffen. Besonders gefährdet sind Säuglinge und Kleinkinder mit nur wenigen Kopfhaaren, da sie so nur gering gegen Sonnenstrahlen geschützt sind. Die direkte Sonnenstrahlung ist bei einem **Sonnenstich** der Auslöser, nicht die Umgebungswärme. So kann auch bei kühleren Temperaturen durch viel Sonne ein Sonnenstich entstehen.

Die Einwirkung der Sonnenstrahlen und die zunehmende Erwärmung der Schädeldecke reizen die Hirnhäute, die daraufhin anschwellen. Diese Schwellung kann sich auch auf das Gehirn ausdehnen: Kopfschmerzen und Übelkeit bis zum Erbrechen sind die Folge. Kinder vergessen beim Spielen vieles, auch beginnende Schmerzen. Deshalb kommen sie oft erst zu den Eltern, wenn die Kopfschmerzen schon sehr ausgeprägt sind.

Es tritt ferner eine schmerzhafte Nackensteife bei einem Sonnenstich auf. Deshalb vermeidet das Kind, den Kopf zu beugen oder zu drehen. Wenn Sie es von der Seite oder hinten ansprechen, dreht es sich deshalb in der Regel mit dem gesamten Schultergürtel.

Bei einem **Hitzschlag** ist nicht nur der Kopf, sondern der gesamte Körper betroffen. Der Körper kann sich nicht mehr ausreichend über die Haut nach außen kühlen, es kommt zu einem Hitzestau. Er tritt zum Beispiel auf:

- bei großer Hitze im Auto, in dem Kinder zurückgelassen wurden.
- bei unpassend warmer Kleidung, die keine Luft durchlässt.
- wenn das Kind zu wenig trinkt, weil so zu wenig Schweiß gebildet werden kann.

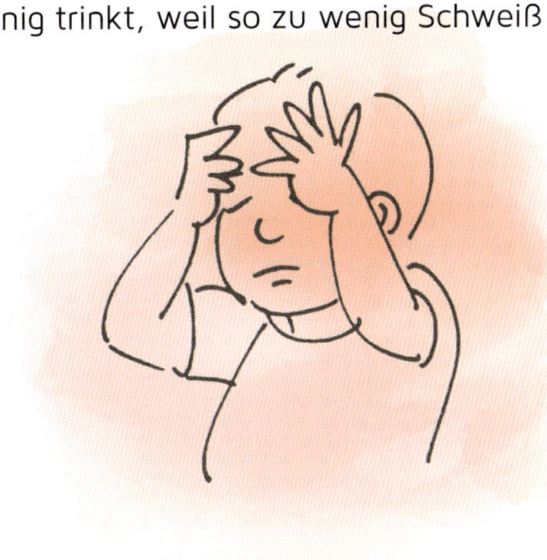

Sonnenstich oder Hitzschlag?
Wenn das Kind lange in der Sonne war, vielleicht sogar ohne Kopfbedeckung, deutet diese Situation auf einen Sonnenstich hin. Auf einen Hitzschlag verweist eine Situation, wenn das Kind beispielsweise zu lange im heißen Auto saß oder unpassende Kleidung trägt.

So erkennen Sie einen Sonnenstich:

- Das Kind hat einen roten, heißen Kopf.
- Das Kind hat Schmerzen im Kopf.
- Das Kind kann den Kopf nur mit dem ganzen Körper drehen und ihn nicht nach vorn beugen. Das liegt an einer „Nackensteife".

So erkennen Sie einen Hitzschlag:

- Das Kind hat einen roten Kopf und einen roten Körper.
- Das Kind hat einen heißen Kopf und einen heißen Körper.
- Das Kind kann später blass werden.

Bei beiden erkennen Sie:

- Dem Kind ist übel und schwindelig.
- Das Kind kann gegebenenfalls eintrüben und bewusstlos werden.

So handeln Sie bei einem Sonnenstich und einem Hitzschlag!

- Lagern Sie den Kopf des Kindes höher als die Beine.
- Der Hals soll „gerade" und nicht „abgeknickt" liegen.
- **Bei einem Sonnenstich:** Kühlen Sie den heißen Kopf des betroffenen Kindes zum Beispiel mit Wasser und einem Tuch.
- **Bei einem Hitzschlag:** Kühlen Sie den heißen Kopf und die heißen Füße.
- Das PAKET: die vier Maßnahmen, die bei jedem Notfall wichtig und richtig sind.

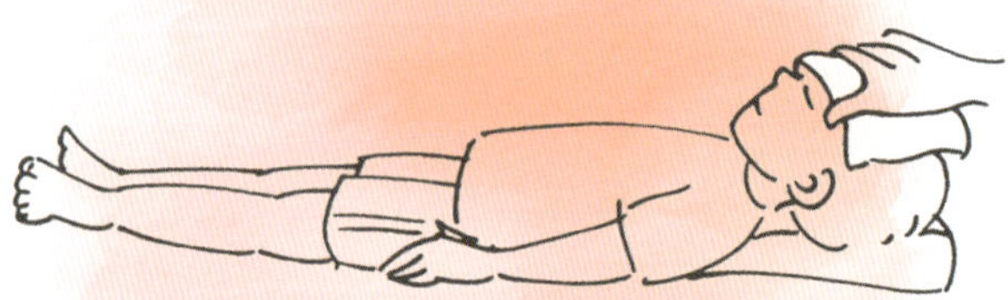

Hitzeerschöpfung

Die Hitzeerschöpfung (Hitzeschock) entsteht durch einen großen Flüssigkeitsverlust wie zum Beispiel bei extremem Schwitzen im Zuge starker körperlicher Anstrengung, der nicht ausgeglichen wird. Bei fortschreitendem Flüssigkeitsverlust besteht die Gefahr des Schocks wegen Volumenmangels. Dieser Hitzeschock kann als fortgeschrittenes Stadium (sogenanntes „Graues Stadium" wegen der blassen Haut) des Hitzschlags auftreten.

So erkennen Sie eine Hitzeerschöpfung:

- Auf den ersten Blick: typische Situation mit extremem Schwitzen bei starker körperlicher Anstrengung und/oder großer Hitze
- Schockzeichen: blasse Haut, schneller Puls und Atmung, gegebenfalls Bewusstseinstrübung bis Bewusstlosigkeit

So handeln Sie bei einer Hitzeerschöpfung!

- Bringen Sie das Kind an einen kühlen Ort und öffnen oder entfernen Sie gegebenenfalls seine Kleidung.
- Bei einem bewusstseinsklaren Kind: Lassen Sie es Wasser in kleinen Schlucken trinken.
- Legen Sie es in die Schocklage.
- Bei eintretender Bewusstlosigkeit: Folgen Sie dem Maßnahmenpaket zum Leitsymptom „Nicht erweckbar" (ab Seite 40).

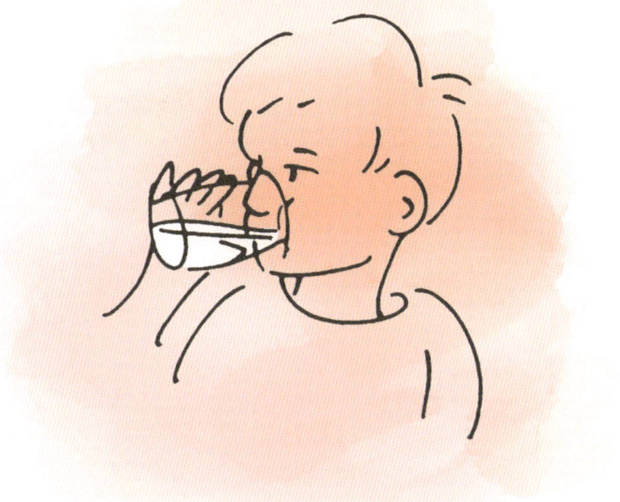

Unterkühlung

Bei Säuglingen und Kleinkindern wirkt sich das Verhältnis zwischen sehr großer Körperoberfläche und kleinem Körpervolumen bei Kälte ungünstig aus. Sie kühlen viel schneller aus. So zeigen Kinder beim Schwimmen schnell Unterkühlungszeichen wie Gänsehaut, Frieren und blaue Lippen. Dabei müssen die Außentemperaturen nicht besonders niedrig sein.

So erkennen Sie eine Unterkühlung:

Auf den ersten Blick können Sie eine Situation erkennen, bei der das Kind Kälte ausgesetzt ist: zum Beispiel beim Schwimmen. Bei der Unterkühlung gibt es drei Phasen:

- **1. Phase** der Unterkühlung: Frieren, Gänsehaut, blaue Lippen
- **2. Phase** der Unterkühlung: Schläfrigkeit
- **3. Phase** der Unterkühlung: Bewusstlosigkeit

So handeln Sie bei einer Unterkühlung!

- Immer richtig: Ziehen Sie dem Kind durchnässte Kleidung aus und hüllen es in warme Decken.
- In der ersten Phase, in der das Kind bewusstseinsklar ist: Geben Sie dem Kind warme, gezuckerte Getränke und fordern Sie es auf, sich zu bewegen.
- Ab der zweiten Phase: Wärmen Sie das Kind nicht von außen auf. Bringen Sie es nicht in stark geheizte Räume. Bewegen Sie das Kind möglichst wenig: So vermeiden Sie, dass durch die Bewegung kaltes Blut von außen plötzlich im Schwall in den noch warmen Körperkern fließt. Dort könnte es eine Störung des Herzrhythmus bis zum Stillstand auslösen.
- Das PAKET: die vier Maßnahmen, die bei jedem Notfall wichtig und richtig sind.

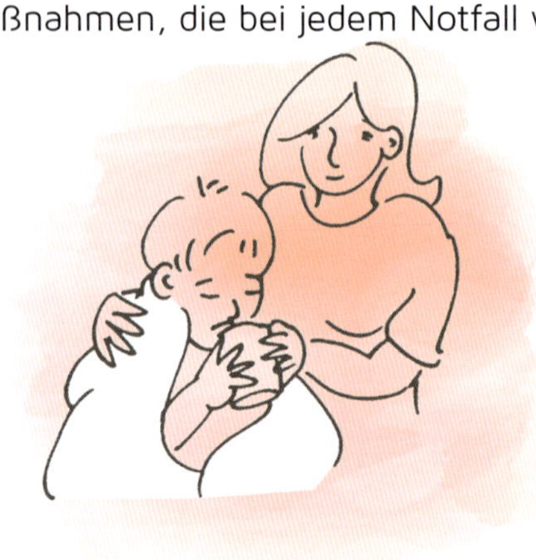

Erfrierungen

Erfrierungen entstehen besonders an Körperteilen, die eine große, gegenüber der Kälte ungeschützte Oberfläche haben, wie Nasenspitze, Ohren, Finger und Zehen. Neben dem unzureichenden Schutz vor Kälte kann eine Erfrierung folgende Ursachen haben:

- beengende Kleidung
- feuchte Kleidung
- direkter Kontakt mit sehr kalten Gegenständen
- unsachgemäßer Einsatz von Kühlmittel (Kältespray) bei Sportverletzungen oder Ähnlichem

So erkennen Sie Erfrierungen:

Wie bei Verbrennungen gibt es auch bei Erfrierungen drei Schweregrade. Große Kälte bewirkt an der Haut die gleiche Reaktion wie Hitze:

- **Erfrierung 1. Grades:** Rötung, Schwellung, Schmerz
- **Erfrierung 2. Grades:** Blasenbildung (später Frostbeulen)
- **Erfrierung 3. Grades:** Gewebezerstörung (weiße bis blau schwarze Verfärbungen des Gewebes)

So handeln Sie bei Erfrierungen!

- Bei leichten Erfrierungen: Wärmen Sie die betroffenen Körperstellen durch eigene Körperwärme an (etwa Hände in die Achselhöhlen legen) und bewegen Sie diese (zum Beispiel Zehen).
- Bei schweren Erfrierungen: Decken Sie diese keimfrei und ohne Druck mit einem Verbandtuch ab. Erwärmen Sie diese nicht von außen und bewegen Sie diese auch nicht.

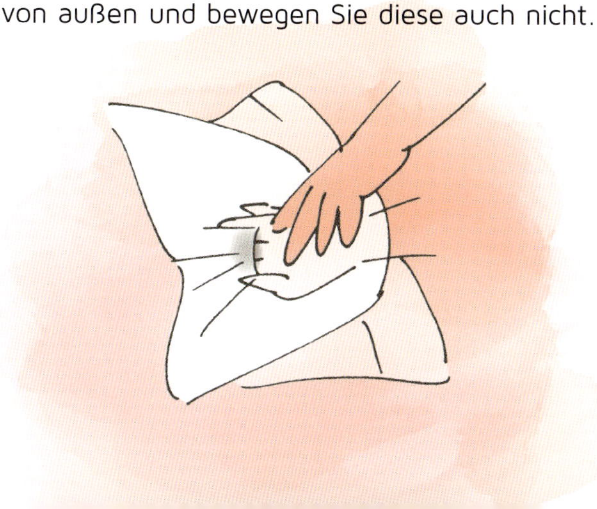

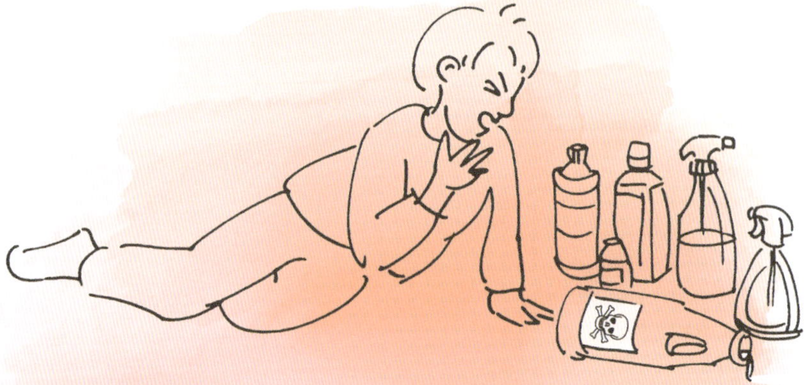

Vergiftung und Verätzung

Gifte lauern an vielen Stellen ... auch zu Hause ... und auch in Stoffen, die Sie vielleicht beim ersten Gedanken nicht als Gift in Verdacht haben. Aus Jahresberichten von Giftinformationszentren geht hervor, dass als Ort des Giftkontaktes (Expositionsort) die Küche deutlich vorn liegt und eng vom Garten gefolgt wird. Knapp dahinter liegen Wohnzimmer und Bad.

Also: Es ist sinnvoll in seinen eigenen vier Wänden und Garten den Blick für Giftstoffe zu schärfen. Folgend finden Sie eine Aufstellung der typischen Gifte in Haushalt, Garten und der Natur.

Im Haus:

- Schaumbildner: Spülmittel
- ätzende Substanzen (Säuren, Laugen): Spülmaschinentabs, Toilettenreiniger
- (giftige) Gase: Diese können zum Beispiel bei unsachgemäßer Anwendung von Reinigungsmitteln entstehen, bei einer Erdgas-Therme im Badezimmer oder bei einem schlecht ziehenden Kamin.
- Medikamente (frei herumliegend oder im Medikamentenschrank)
- Zigaretten
- Alkohol
- Farben und Lacke
- giftige Tiere als Haustiere (Skorpione, Giftschlangen etc.)
- Brände (auch in der Nachbarschaft)

In Garten, Gartenhaus und Garage:

- giftige Pflanzen (einige in Deutschland heimische giftige Pflanzen finden Sie auf den nächsten Seiten)
- Bienen, Wespen, Hornissen
- Insektizide und Fungizide für Pflanzen
- Mittel zur Schädlingsbekämpfung: zum Beispiel Schneckenkorn oder Rattengift
- Betriebsstoffe wie Benzin, Diesel, Öl
- Substanzen für das Auto: Kühlmittel, Enteiser
- Grillanzünder

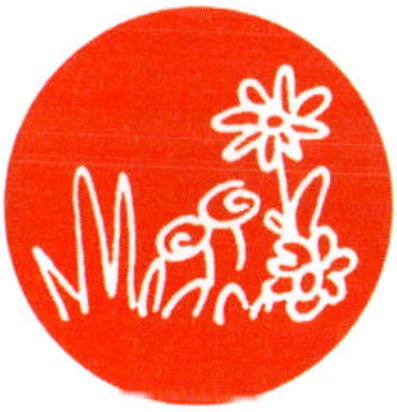

In der freien Natur:

- giftige Pilze
- giftige Pflanzen
- Kreuzotter
- Bienen, Wespen, Hornissen
- Problem an Spielplätzen: Durch gebrauchte Spritzen und Zigarettenkippen besteht die Gefahr der Intoxikation oder Infektion.

Wie Sie Vergiftungen vorbeugen können, erfahren Sie zusammengefasst im Kapitel „Vorbeugen ist Gold" auf den Seiten 8–21.

Giftpflanzen – im Garten und vor der Haustür

Giftpflanzen mögen als Vorbeugung aus dem heimischen Garten verbannt werden können. In der freien Natur kann das Kind aber beispielsweise am Spielplatz, in der Kita, in der Schule oder auf dem Weg dorthin auf Giftpflanzen stoßen. Damit Sie diese Gefahren „mit wachen Augen" wahrnehmen, ist Aufklärung wichtig. Deshalb folgt hier eine kleine Übersicht von giftigen Pflanzen.

15 Giftpflanzen, die nach Möglichkeit nicht im heimischen Garten stehen sollten:

Blauer Eisenhut: Dies ist eine der giftigsten Pflanzen Europas. Das Gift kann über die Haut aufgenommen werden und ist auch für Erwachsene bei wenigen Gramm der Pflanzenteile tödlich.

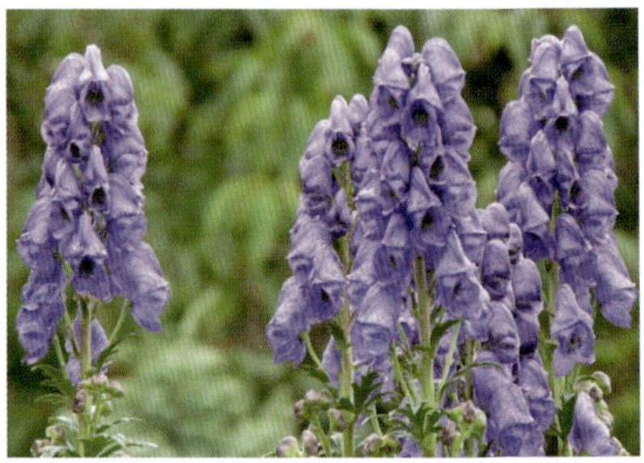

Eibe: Bereits ein bis zwei Samen können schwere Vergiftungen, in manchen Fällen auch tödliche Vergiftungsfälle verursachen.

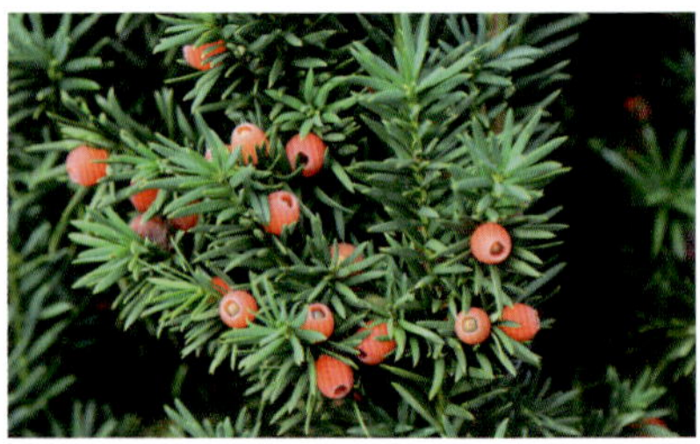

Tollkirsche: Sie gehört zu den Nachtschattengewächsen. Bereits drei Beeren können mit ihren halluzinogenen Tropanalkaloiden bei Kindern zu Vergiftungserscheinungen führen.

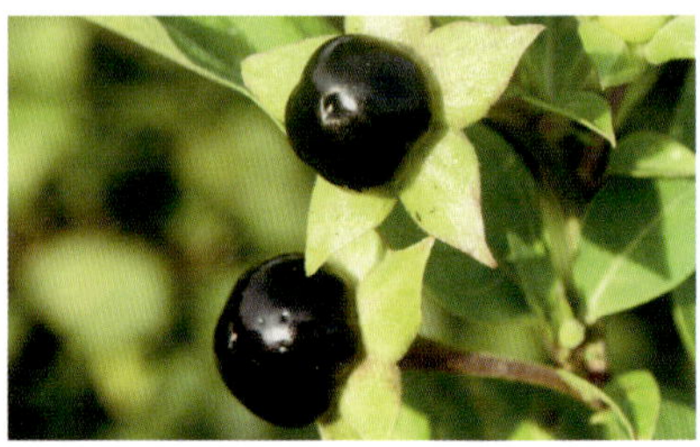

Bilsenkraut/Tollkraut: 15 Samenkörner bedeuten in der Regel für Kinder eine tödliche Dosis.

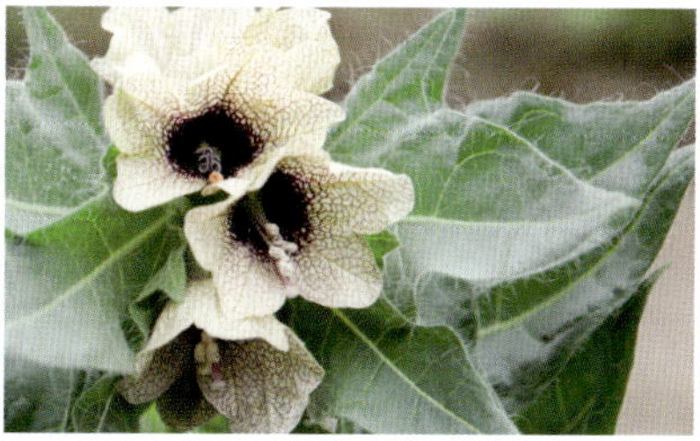

Gefleckter Schierling: Dies ist der giftigste Vertreter der Doldengewächse. Das Gift wurde als „Schierlingsbecher" in der Antike und im Mittelalter zur Hinrichtung genutzt.

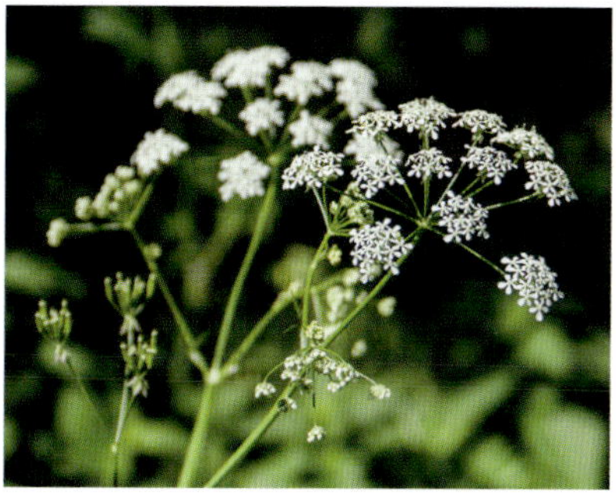

Herbstzeitlose: Problematisch ist die Verwechslungsgefahr mit dem Bärlauch, den man für Speisen nutzt.

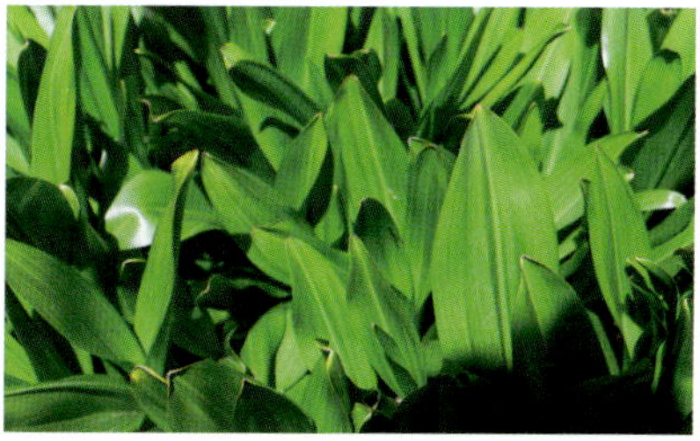

Stechapfel: Er ist im unreifen Zustand süß und schmackhaft und birgt daher eine große Gefahr des Verzehrs durch Kinder in größeren Mengen. 15 Samen sind in der Regel eine tödliche Dosis für Kinder.

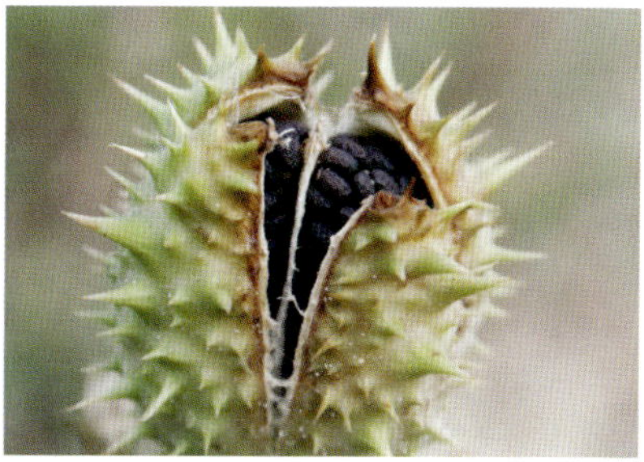

Seidelbast: Zehn Beeren führen in den meisten Fällen zum Tod des Kindes.

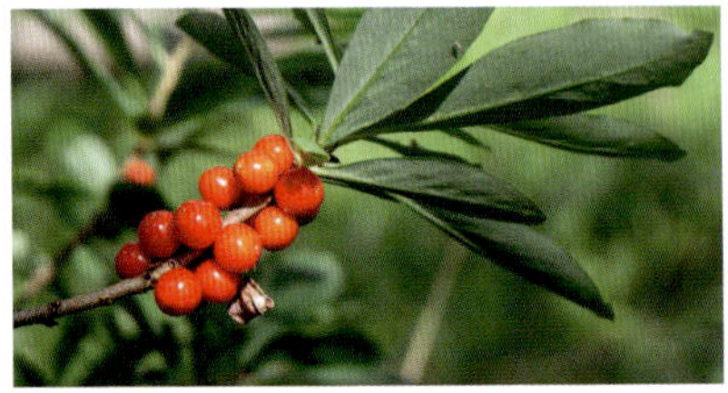

Engelstrompete: Nach Hautkontakt treten rasch Rötungen und Brennen auf (ausgiebig mit Wasser spülen).

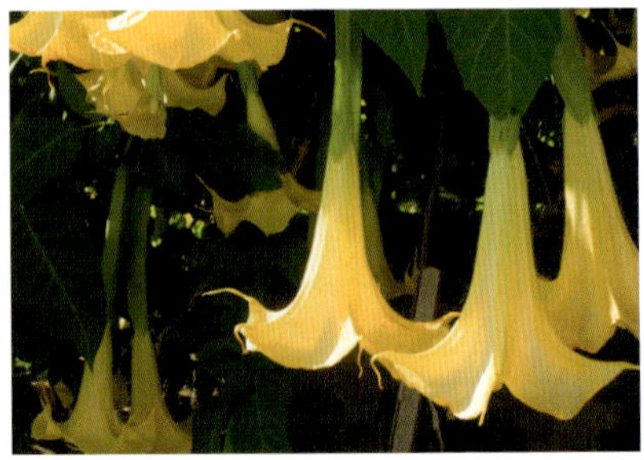

Wunderbaum: Das Vergiftungsrisiko hängt davon ab, wie stark die Samen zerkaut wurden. Dann kann nach mehreren Stunden ohne Symptome unter anderem blutiger Durchfall auftreten.

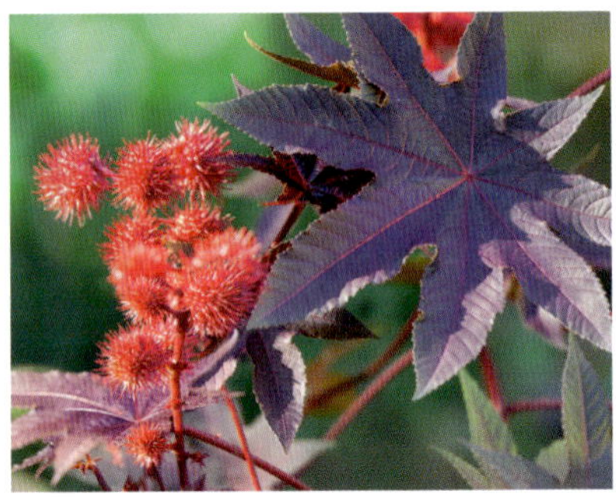

Riesenbärenklau: Er wirkt phototoxisch. Das bedeutet, dass er unter Einwirkung von Sonnenlicht auf der Hautoberfläche vergiftende Wirkungen auslöst.

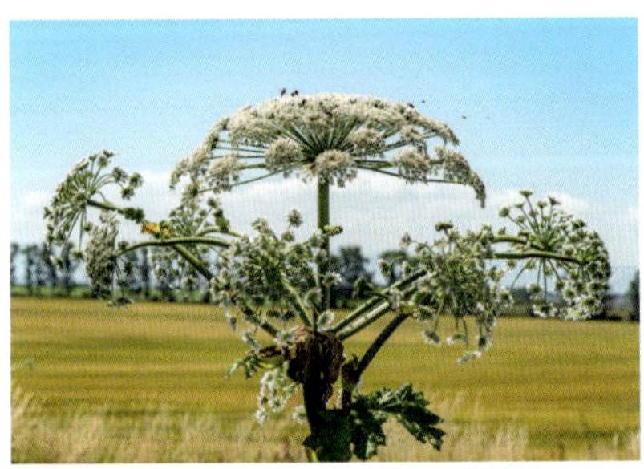

Goldregen: Drei Schoten mit den darin enthaltenen 15 Samen sind im Regelfall eine tödliche Dosis für Kinder.

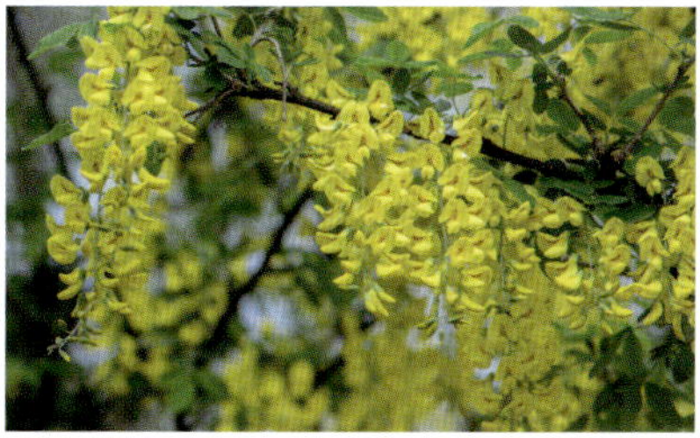

Fingerhut: Der aus dem Fingerhut zu ziehende Wirkstoff Digitalis wird als herzwirksames Medikament eingesetzt. Für Kinder sind jedoch zwei Blätter in der Regel tödlich.

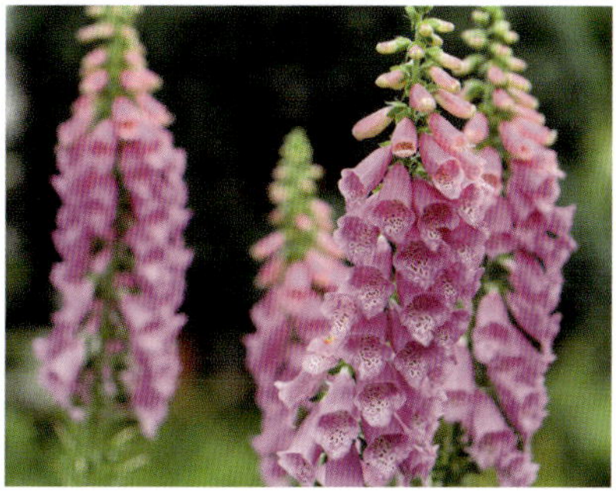

Maiglöckchen: Auch hier besteht Verwechslungsgefahr mit dem Bärlauch. Eine bis fünf Beeren können Herzrhythmusstörungen hervorrufen.

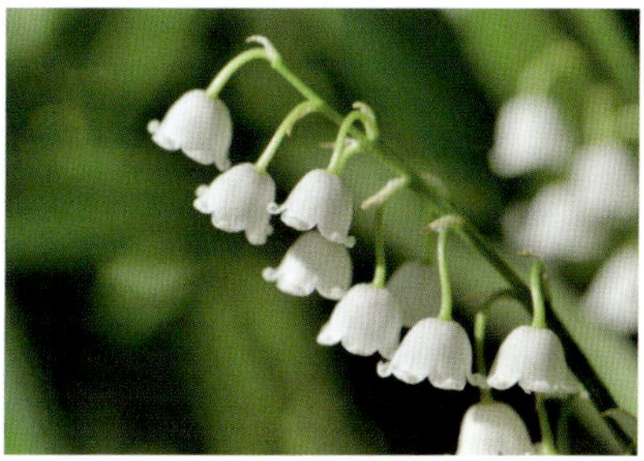

Gartenbohne: Sie wirkt im rohen Zustand giftig und muss deshalb immer vor dem Verzehr abgekocht werden.

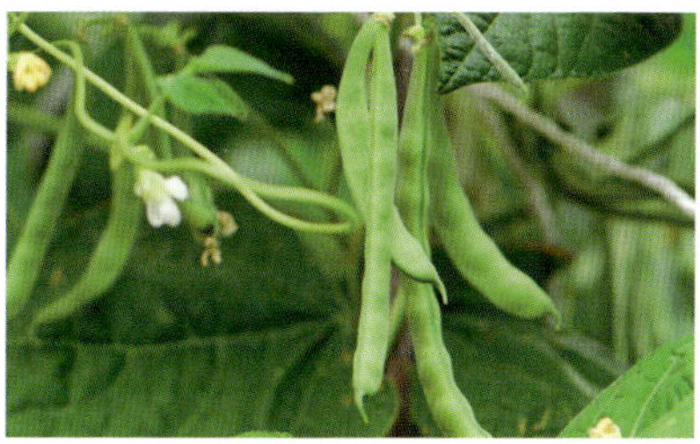

Einige weitere Giftplanzen sind:

- Rhododendron
- Oleander
- Aronstab
- Lampionblume
- Efeu
- Lebensbaum
- Liguster
- gewöhnliche Schneebeere
- Vogelbeerbaum (Eberesche)

Pilze

Von August bis Oktober ist Pilzhochsaison und viele Pilzfreunde zieht es in die Wälder. Wegen ihrer wenigen Kalorien und großen Menge an Vitaminen und Mineralstoffen sind Pilze sehr gesund. Aber sie bergen auch ihre Gefahren. Selbst Speisepilze sind roh oftmals nur schwer verträglich. Wenn Beschwerden nach dem Verzehr auftreten, liegt es in 80 Prozent der Fälle an einer falschen Zubereitung. In 20 Prozent handelt es sich allerdings um Pilzvergiftungen.

In Deutschland gibt es über 80 heimische Giftpilze. Dabei stellen besonders die Doppelgänger zum Wiesenchampignon eine große Gefahr dar. So kann der sehr gefährliche „Grüne Knollenblätterpilz" beispielsweise leicht verwechselt werden.

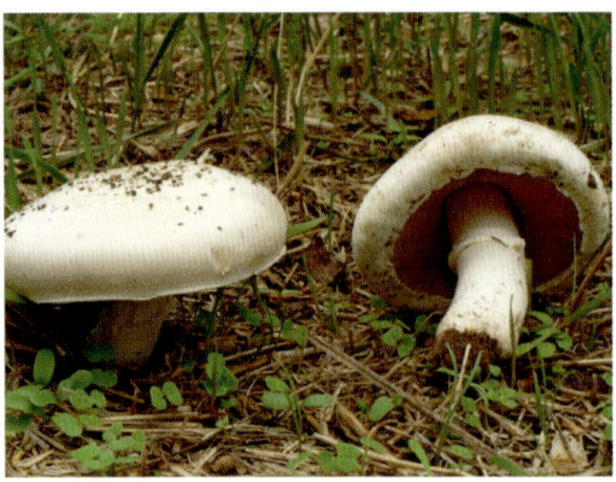

Wiesenchampignon

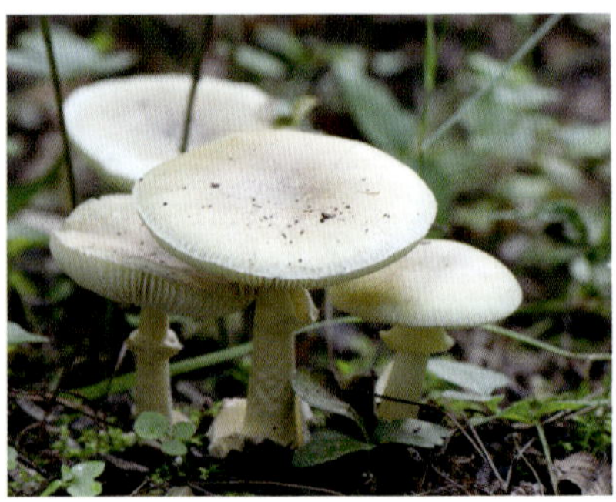

Grüner Knollenblätterpilz

Nach dem Verzehr von giftigen Pilzen treten Symptome binnen weniger Minuten bis zu vier Stunden nicht nur im Magen-Darm-Trakt auf.

Sie erkennen eine Pilzvergiftung auch an:

- Störungen des Nervensystems wie Schwindel, Halluzinationen, Krämpfen/Muskelzuckungen, Unruhe, Verwirrtheit
- Atemstörungen
- Auswirkungen auf das Herz-Kreislauf-System wie schneller Puls oder Herzrasen

Deshalb beachten Sie folgende Regeln:

- Sammeln Sie Pilze nur, wenn Sie darin geübt sind oder durch einen Experten angeleitet werden.
- Lassen Sie selbst gesammelte Pilze vor dem Verzehr nach Möglichkeit durch einen Experten „freigeben".
- Kontaktieren Sie bei ersten Symptomen sofort Ihren Arzt oder fragen bei einer Giftinformationszentrale nach. Alarmieren Sie den Rettungsdienst bei Gefährdung der lebenswichtigen Funktionen.
- Bewahren Sie die Pilzreste zur eindeutigen Bestimmung durch einen Experten auf.

Vergiftungen – Die Dosis macht das Gift

Schon Paracelsus hat betont: „Die Dosis macht das Gift." Und so werden manche Stoffe wie etwa Kochsalz, die wir täglich zu uns nehmen, in großer Menge giftig. Manche Gifte wie Digitalis, das wir aus dem Fingerhut gewinnen, haben in geringen Mengen eine wertvolle medizinische Wirkung. Wieder andere Stoffe, wie beispielsweise Schwermetalle, lagern sich im Körper ab und entfalten erst ab einer bestimmten Konzentration ihre giftige Wirkung.

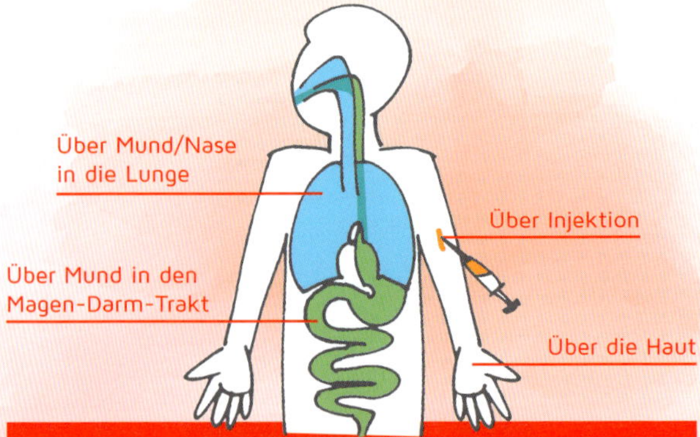

Giftaufnahmewege in den Körper

Die Giftaufnahme kann über unterschiedliche Wege erfolgen:

- Das Gift wird über den Mund aufgenommen und gelangt über den Magen-Darm-Trakt in den restlichen Körper. Das ist besonders bei kleinen Kindern, die liebend gern alles in den Mund stecken, der häufigste Giftaufnahmeweg.
- Das Gift wird eingeatmet und gelangt über die Lunge in den Körper.
- Manche Gifte werden über die Haut aufgenommen.
- Das Gift wird über eine Spritze (Injektion) direkt in die Blutbahn und damit dem gesamten Körper zugefügt.

So erkennen Sie Vergiftungen und Verätzungen:

- Sie bemerken Veränderungen im Verhalten des betroffenen Kindes ohne sonstige erkennbare Ursache.
- Sie finden sichtbare potenzielle Giftstoffe wie leere Medikamentenpäckchen, Reste in Trinkgläsern, Flaschen oder Behälter mit gefährlichen Substanzen in der Nähe.
- Sie stellen „plötzliche" Veränderungen der lebenswichtigen Funktionen Atmung, Bewusstsein und Herz-Kreislauf-System fest.
- Sie nehmen einen typischen Geruch war: zum Beispiel bei Alkohol.
- Durch ätzende Substanzen bilden sich Wunden auf der Haut des Kindes oder eine (starke) Rötung, wenn diese in das Auge gelangen.
- Das Kind klagt über Schmerzen: im Magen-Darm-Bereich bei der Giftaufnahme über den Mund, im Einwirkungsbereich von ätzenden Substanzen.

SO HANDELN SIE BEI VERGIFTUNG/VERÄTZUNG!

Bei Vergiftungen und Verätzungen handeln Sie nach der sogenannten **„ABCDEF-Maßnahme"**.

A wie Absichern: also Eigen- und Fremdschutz beachten.

B wie Beatmen beziehungsweise freie Atemwege sichern. Besonderheit: Schaumbildner (Spülmittel). Hier würde das Trinken von Wasser oder Erbrechen eine Schaumbildung verstärken. Der in der Speiseröhre aufsteigende Schaum würde dann auch in die unteren Atemwege eingeatmet und die Atmung gefährden. Deshalb gilt hier: Schnell den Notruf wählen. Schon der Rettungsdienst kann mit einem Medikament der Schaumbildung entgegenwirken.

C wie Circulation sichern: Bei Herz-Kreislaufstillstand fangen Sie mit der Herz-Lungen-Wiederbelebung (ab Seite 50) an.

D wie Drogenreste: Erbrochenes oder Ähnliches aufbewahren und dem Rettungsdienst mitgeben.

E wie Entfernen des Giftes: Beenden Sie den Kontakt zum Gift. Lösen Sie auf keinen Fall beim Kind Erbrechen aus! Aber: Helfen Sie dem Kind, wenn es erbrechen muss.

F wie Fürsorge: Finden Sie für das Kind eine geeignete, entspannende, möglichst schmerzfreie oder -arme Lagerung – zum Beispiel in Rückenlage mit Knie- und Nackenrolle zur Entspannung der Bauchdecke.

VERÄTZUNGEN

- Bei ätzenden Substanzen (Säure- und Laugenvergiftungen), die verschluckt worden sind, kann Wasser in kleinen Schlucken gegeben werden. Dies gilt aber nur bei komplett bewusstseinsklaren Kindern.
- Spülen Sie ätzende Substanzen auf der Haut mit Wasser auf dem kürzesten Weg vom Körper.
- Bei ätzenden Substanzen im Auge: Spülen Sie die Substanz mit Wasser auf dem kürzesten Weg von der Nasenwurzel nach außen weg.

ZULETZT: Das PAKET – die vier Maßnahmen, die bei jedem Notfall wichtig und richtig sind.

Giftinformationszentren

Deutschland

Berlin
Giftnotruf der Charité
Tel. 030 19240
mail@giftnotruf.de
www.giftnotruf.de

Bonn
Informationszentrale gegen Vergiftungen
Zentrum für Kinderheilkunde des Universitätsklinikums Bonn
Tel. 0228 19240
gizbn@ukbonn.de
www.giftzentrale-bonn.de

Erfurt
Gemeinsames Giftinformationszentrum der Länder Mecklenburg-Vorpommern, Sachsen, Sachsen-Anhalt und Thüringen
Tel. 0361 730730
ggiz@ggiz-erfurt.de
www.ggiz-erfurt.de

Freiburg
Vergiftungs-Informations-Zentrale Universitätsklinikum Freiburg
Tel. 0761 19240
giftinfo@uniklinik-freiburg.de
www.uniklinik-freiburg.de/giftberatung

Göttingen
Giftinformationszentrum-Nord der Länder Bremen, Hamburg, Niedersachsen und Schleswig-Holstein (GIZ-Nord)
Universität Göttingen
Tel. 0551 19240
giznord@giz-nord.de
www.giz-nord.de

Homburg/Saar
Informations- und Beratungszentrum für Vergiftungen des Saarlandes
Universitätsklinikum des Saarlandes
Tel. 06841 19240
giftberatung@uniklinikum-saarland.de
www.uniklinikum-saarland.de/giftzentrale

Mainz
Giftinformationszentrum (GIZ) der Länder Rheinland-Pfalz und Hessen
Universitätsklinikum Mainz
Tel. 06131 19240
mail@giftinfo.uni-mainz.de
www.giftinfo.uni-mainz.de

München
Giftnotruf München
Klinik rechts der Isar der Technischen Universität München
Tel. 089 19240
tox-sekretariat@mri.tum.de
www.toxinfo.med.tum.de

Österreich

Wien
Vergiftungsinformationszentrale (VIZ)
Tel. +43 1 4064343
viz@meduniwien.ac.at
www.goeg.at/Vergiftungsinformation

Schweiz

Zürich
Tox Info Suisse
Tel. 145
Tel. aus dem Ausland: +41 44 2515151
info@toxinfo.ch
www.toxinfo.ch

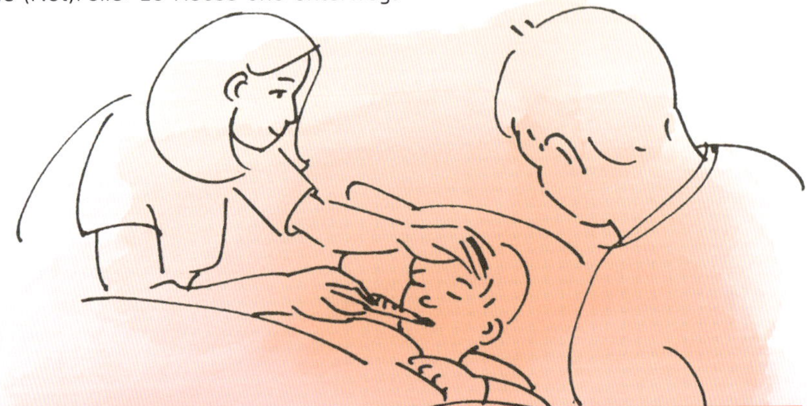

Infektionskrankheiten bei Kindern

Bereits im Säuglings- und Kindesalter können Infektionskrankheiten zu schwerwiegenden Verläufen und Folgeschäden führen. Impfungen gehören zu den wirksamsten vorbeugenden Maßnahmen, die Eltern ergreifen können.

Der Aufbau eines umfassenden Impfschutzes beginnt mit den ersten Lebenswochen eines Babys. Die Impfungen müssen allerdings regelmäßig aufgefrischt werden, um ihre Wirkung zu behalten – wie zum Beispiel die Tetanusimpfung (Wundstarrkrampf).

Wenden Sie sich hierzu an Ihren Kinderarzt.

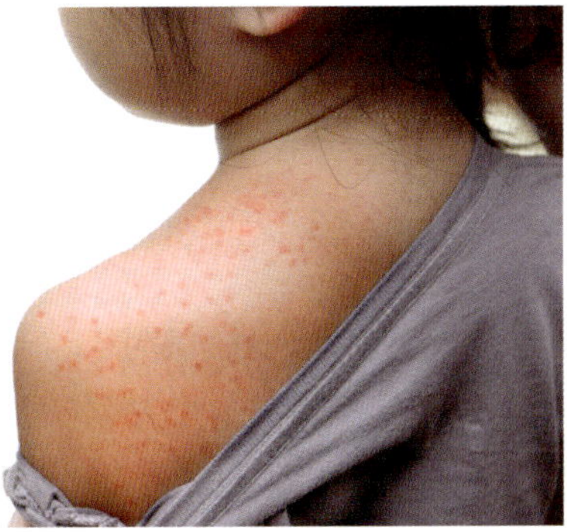

Drei-Tage-Fieber (viral)

Inkubationszeit: 5–15 Tage
Dauer: meist 3 Tage
Gefahren: Komplikationen sind selten; aufgrund des hohen Fiebers eventuell Fieberkrämpfe
Ansteckungsfähigkeit: kaum ansteckend
Immunität: vermutlich lebenslang

Krankheitsvollbild: sehr hohes Fieber (39–40 Grad Celsius) ohne weitere Krankheitszeichen; masern- oder rötelnähnlicher Ausschlag auf dem Bauch und dem Rücken; selten Erbrechen und Durchfall; nach 3–4 Tagen Rückgang des Fiebers

Maßnahmen:

- Bettruhe
- gute Raumbelüftung
- bei hohem Fieber: fiebersenkende Maßnahmen und Flüssigkeitszufuhr

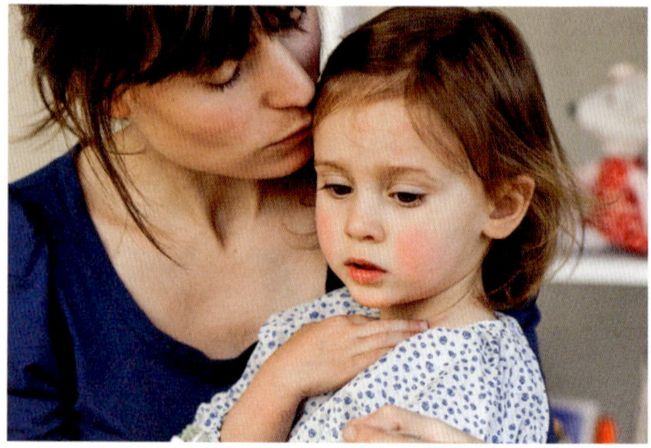

Keuchhusten (bakteriell)

Inkubationszeit: 7–14 Tage
Dauer: 6–12 Wochen
Gefahren: Folgeerkrankungen wie Mittelohr- oder Lungenentzündung; bei Säuglingen Gefahr von Atemstillstand
Ansteckungsfähigkeit: etwa 40 Tage
Immunität: etwa bis zum mittleren Erwachsenenalter

Krankheitsbeginn: Schnupfen; Heiserkeit; eventuell Fieber und Bindehautreizung
Krankheitsvollbild: lang anhaltende, krampfartige Hustenstöße, zum Teil mit Erbrechen; ziehende Geräusche beim Einatmen

Maßnahmen:

- schon im Anfangsstadium: Antibiotika-Gabe
- symptomatisch: hustenstillende Mittel; warme Umgebung mit hoher Luftfeuchtigkeit; bei Säuglingen ist eine stationäre Überwachung empfohlen
- bei hohem Fieber: fiebersenkende Maßnahmen
- wegen häufigen Erbrechens mehrere kleine, leichte Mahlzeiten
- Vorbeugung: Impfung

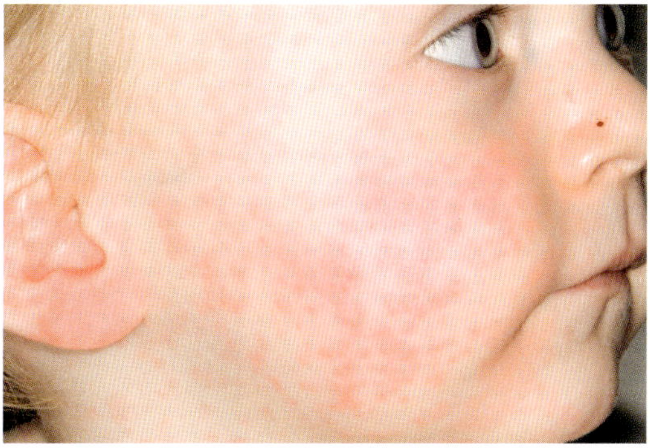

Masern (viral)

Inkubationszeit: 8–10 Tage
Dauer: 7–10 Tage
Gefahren: häufig Folgeerkrankungen wie Mittelohr- und Hirnhautentzündung; Krupp
Ansteckungsfähigkeit: 4–5 Tage vor und 7 Tage nach Auftreten des Ausschlages
Immunität: lebenslang

Krankheitsbeginn: Fieber; Husten; Schnupfen; Bindehautentzündung
Krankheitsvollbild: nach etwa 4 Tagen hellroter Ausschlag, beginnend hinter den Ohren, der sich von oben nach unten über den gesamten Körper ausbreitet

Maßnahmen:
- Bettruhe
- gute Raumbelüftung
- abgedunkeltes Zimmer
- bei hohem Fieber: fiebersenkende Maßnahmen
- Vorbeugung: Impfung (Kombination Masern-Mumps-Röteln)

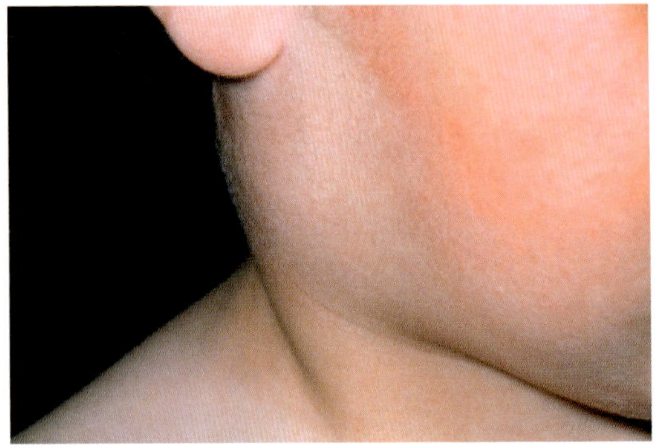

Mumps (viral)

Inkubationszeit: 17–21 Tage
Dauer: 5–7 Tage
Gefahren: oft Entzündung der Bauchspeicheldrüse, Hirnhautentzündung oder Hodenentzündung als Folgeerkrankung
Ansteckungsfähigkeit: 7 Tage vor und 9 Tage nach Beginn der Drüsenschwellung
Immunität: lebenslang

Krankheitsbeginn: Kopf-, Hals- und Ohrenschmerzen
Krankheitsvollbild: schmerzhafte Schwellung der Ohrspeicheldrüse (ein- oder beidseitig), meist linksseitig anfangend

Maßnahmen:

- Ohren und Wangen warmhalten
- warme Auflagen auf die Ohrspeicheldrüse
- sorgfältige Mundpflege
- leichte flüssige Nahrung
- bei hohem Fieber: fiebersenkende Maßnahmen
- Vorbeugung: Impfung (Kombination Masern-Mumps-Röteln)

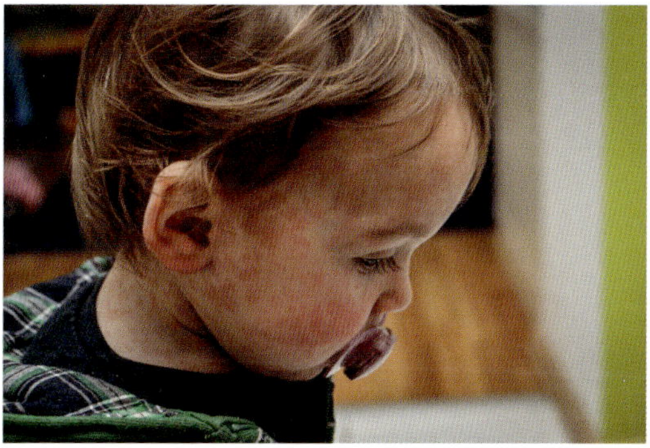

Röteln (viral)

Inkubationszeit: 7–14 Tage
Dauer: etwa 7–10 Tage
Gefahren: Komplikationen sind selten; in der Schwangerschaft Gefahr der Schädigung des ungeborenen Kindes
Ansteckungsfähigkeit: 7 Tage vor und 5 Tage nach Auftreten des Ausschlages
Immunität: lebenslang

Krankheitsbeginn: Schwellung der Lymphknoten an Hals und Nacken
Krankheitsvollbild: nach etwa 1–2 Tagen linsengroßer hellroter Ausschlag, beginnend im Gesicht, der sich über den gesamten Körper ausbreitet

Maßnahmen:
- besondere Maßnahmen sind nicht notwendig
- bei hohem Fieber: fiebersenkende Maßnahmen
- Vorbeugung: Impfung (Kombination Masern-Mumps-Röteln)

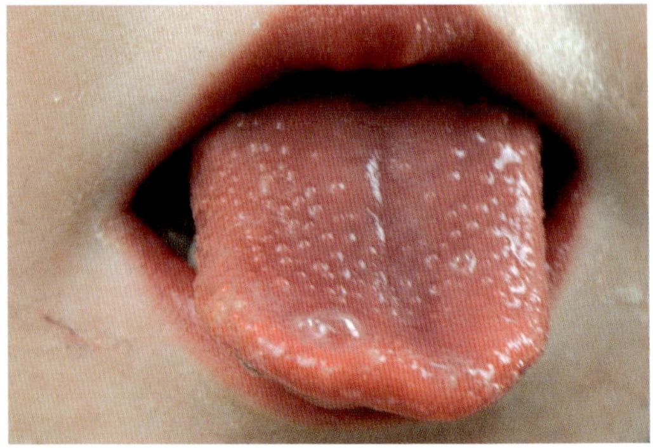

Scharlach (bakteriell)

Inkubationszeit: 1–3 Tage
Dauer: behandelt 2–3 Tage; unbehandelt 1–3 Wochen
Gefahren, wenn unbehandelt: Folgeerkrankungen wie Rheumatisches Fieber, Herzmuskelentzündung, Nierenentzündung
Ansteckungsfähigkeit: nach Antibiotika-Gabe 2 Tage; unbehandelt 1–3 Wochen
Immunität: erregerspezifisch möglich

Krankheitsvollbild: hohes Fieber; Kopfschmerzen; Halsschmerzen mit Schwellung und Rötung der Mandeln; Schwellung der örtlichen Lymphknoten; schmetterlingsartiger Ausschlag im Gesicht, breitet sich über den ganzen Körper aus; „Himbeerzunge“

Maßnahmen:
- Antibiotika-Gabe über 10 Tage
- Bettruhe
- bei starken Halsschmerzen: schmerzstillende Medikamente, Lutschtabletten oder Spray
- bei hohem Fieber: fiebersenkende Maßnahmen
- Vorbeugung: allgemeine Hygienemaßnahmen
- bei abwehrgeschwächten Personen: frühzeitige Antibiotika-Gabe

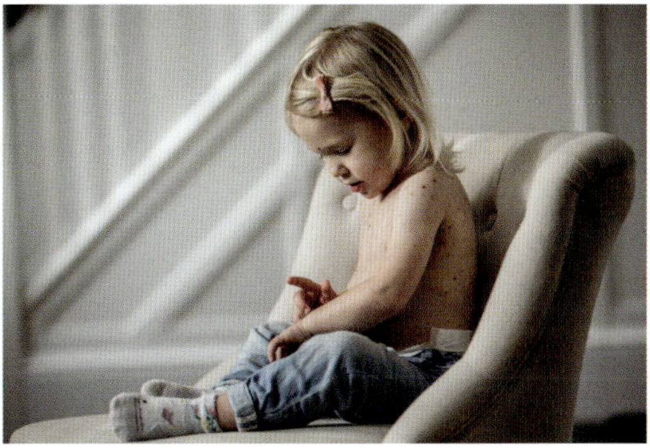

Windpocken (viral)

Inkubationszeit: 11–15 Tage, maximal 4 Wochen
Dauer: 1–2 Wochen
Gefahren: bei Abwehrschwäche erneuter Ausbruch der Krankheit als Gürtel- bzw. Gesichtsrose (bei Kindern selten)
Ansteckungsfähigkeit: 1 Tag vor Auftreten des Ausschlages bis zum Abfallen der Krusten, hochansteckend
Immunität: in der Regel lebenslang

Krankheitsbeginn: unspezifisch; Kopfschmerzen; Fieber
Krankheitsvollbild: kleinfleckiger, stark juckender Ausschlag am gesamten Körper, auf dem kleine, leicht platzende Bläschen entstehen. Die Bläschen verschorfen nach und nach. Der Ausschlag tritt in mehreren Schüben auf, sodass sich ein buntes Bild des Ausschlages („Sternenhimmel") zeigt.

Maßnahmen:

- örtliche Behandlung der Bläschen mit juckreizstillendem Puder oder Schüttelmixturen
- locker sitzende Baumwollkleidung
- Aufkratzen der Wunden vermeiden (Narbenbildung)
- bei hohem Fieber: fiebersenkende Maßnahmen
- Vorbeugung: Impfung

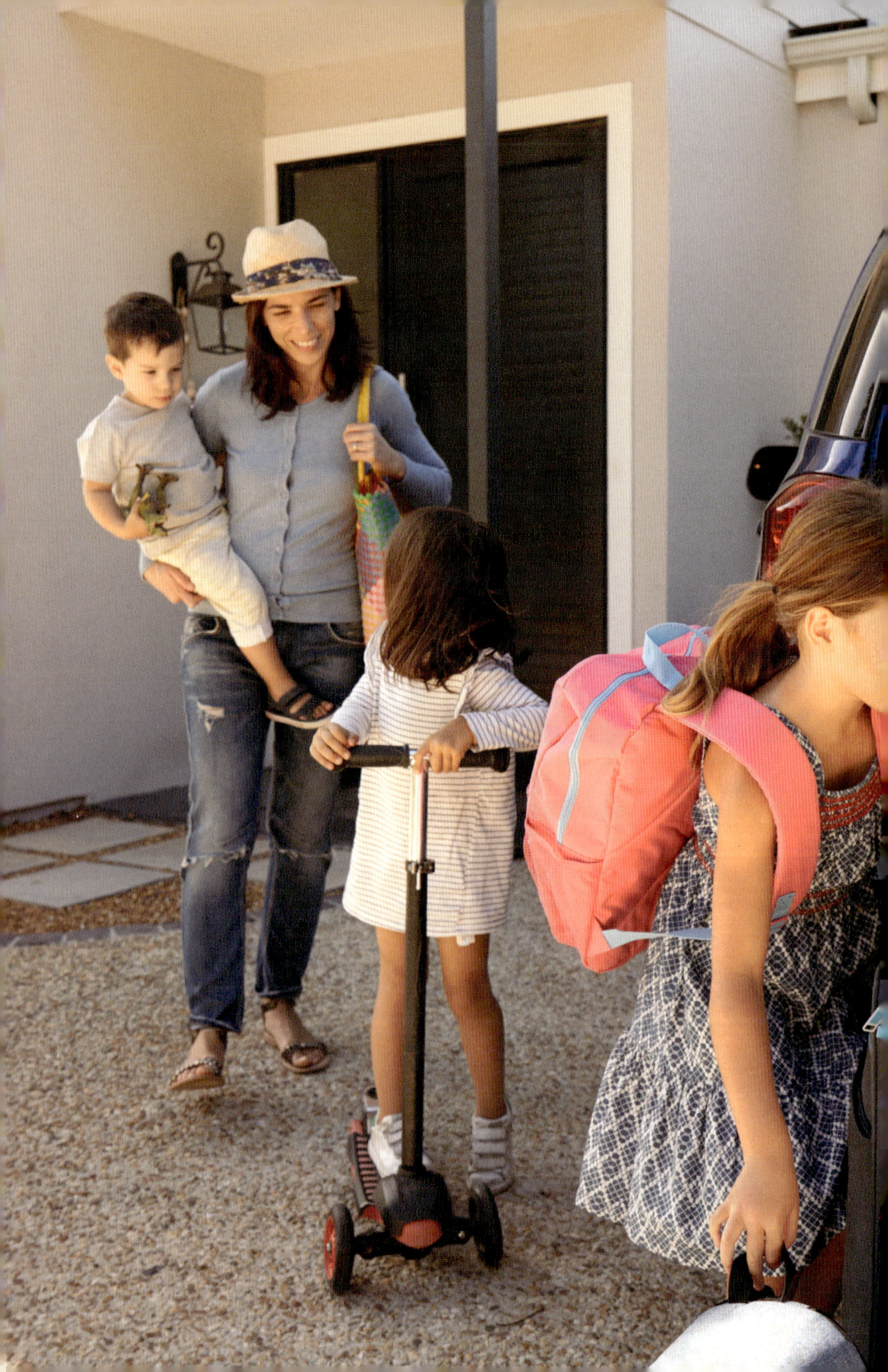

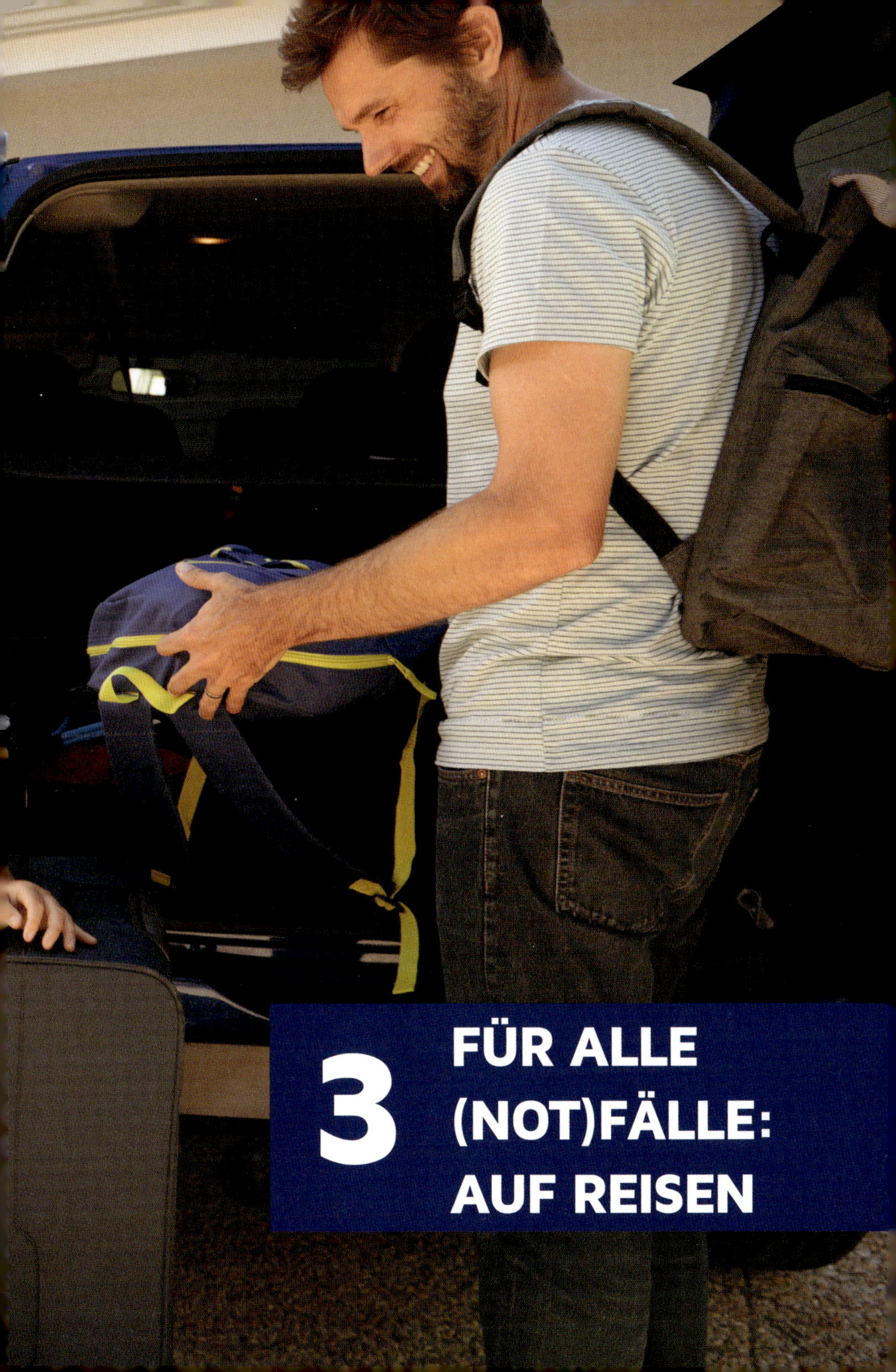

3 FÜR ALLE (NOT)FÄLLE: AUF REISEN

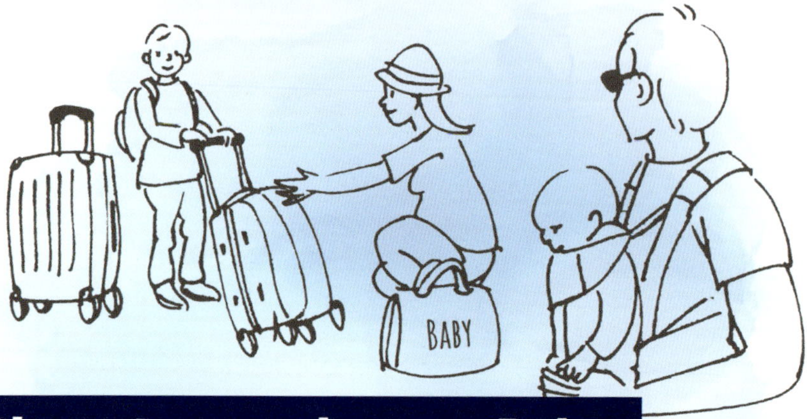

Die erste gemeinsame Reise

Gerade die erste Reise mit Kind ist für alle ein Ereignis. Die nachfolgenden Tipps helfen, damit es ein rundum tolles Erlebnis wird, auf Tour zu gehen.

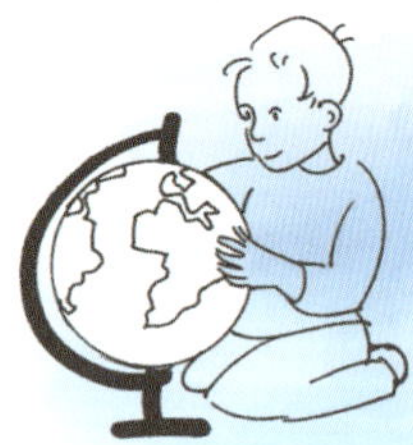

Gute Wahl des Reiseziels

Für Ihr Kind ist es am wichtigsten, dass es eine schöne Zeit mit Ihnen verbringt. Bei der Wahl Ihres gemeinsamen Reiseziels sollten Sie deshalb Nachfolgendes besonders im Interesse Ihres Kindes beachten:

- keine zu lange Reisezeit.
- kein großer Klimawechsel (gemäßigtes Klima).
- gute medizinische Versorgung am Reiseziel: Am besten erkundigen Sie sich schon vor der Abreise, wo sich in der Nähe Ihres Urlaubsortes ein Arzt oder eine Apotheke befindet.
- Windeln, Medikamente und Pflegeprodukte für Ihr Kind sollten am Ziel verfügbar sein.

Gut vorbereitet

Um gut auf die erste Reise mit Ihrem Kind vorbereitet zu sein, fragen Sie vorab Ihren Arzt sowie Ihren Kinderarzt, ob am Reiseziel besondere **Impfungen** notwendig oder empfehlenswert sind. Weiterhin sollten Sie vor der Abreise überprüfen, dass Sie für sich und das Kind alle benötigten **Ausweispapiere** dabei haben. Zuletzt kontrollieren Sie, dass Sie über einen ausreichenden **Versicherungsschutz** verfügen: Haftpflicht-, Reisekranken- und Reiserücktrittsversicherung bieten verschiedene Möglichkeiten der Absicherung.

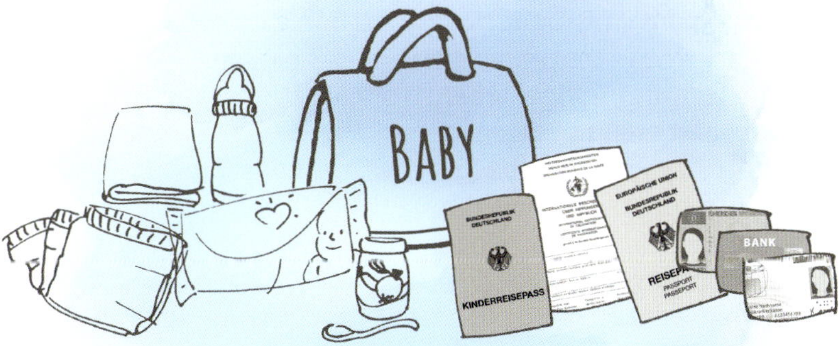

Gut gepackt

Verteilen Sie alles Notwendige vorausschauend auf Handgepäck und das übrige Urlaubsgepäck.

Im Handgepäck, direkt zur Hand, sollten Sie unterbringen:

- Wickeltasche
- Stilleinlagen
- alle Getränke und Speisen für unterwegs
- Reisedokumente (Reisepässe, Kinderausweis, Visa), Vouchers, Versicherungsdokumente, Notrufnummern ...
- Impfausweise der ganzen Familie

Im übrigen Urlaubsgepäck befindet sich:

- Kleidung für jedes Wetter: Informieren Sie sich vorab in einer Wetter-App, worauf Sie sich einrichten sollten.
- Windeln für eine Woche (in europäischen Urlaubsländern sind Windeln gut erhältlich).
- alles für die Hautpflege: Pflegeprodukte, die Sie auch zu Hause verwenden (auch Wundheilcreme).
- alles rund um die Gesundheit: Reiseapotheke und aktuell verschriebene Medikamente.
- Essen und Trinken: Milchpulver, Fläschchen und Sauger, Gläschen mit oder für Brei und ein Pürierstab.
- alles für einen guten Schlaf: Spieluhr, Kuscheltier, Kuscheldecke, Nachtlicht, gegebenenfalls Babyphon.
- für unterwegs: Tragetuch oder Tragehilfe.
- Sonnenschutz: Sonnenschutzmittel für Jung und Alt, mit sehr hohem Lichtschutzfaktor.
- Mütze oder Hut, am besten mit Nackenschutz (sogenannte Legionärsmütze).
- alles gegen Insekten: Repellents, eventuell ein Moskitonetz oder Mückenschutz.
- sicher ist sicher: Kopien der Reisedokumente auch im Mobiltelefon, Reiseadapter für Steckdosen.

Im Auto sollten Sie ferner dabei haben:

- Decken zum Wärmen, zum Hinsetzen beim Picknick etc.
- Sonnenschutz an den Fenstern
- Kühlbox

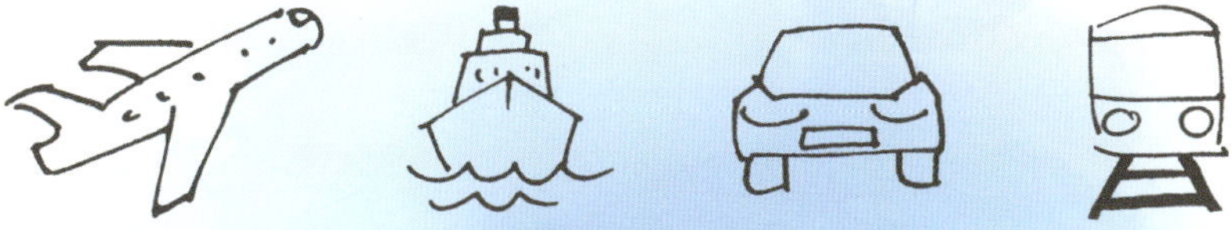

Gut unterwegs

Egal in welchem Verkehrsmittel Sie in Urlaub fahren, nehmen Sie Spiele und Dinge mit, mit denen sich Ihr Kind auch bei wenig Platz gut beschäftigen kann. Zudem funktionieren bewährte Spiele wie „Ich sehe was, was Du nicht siehst" gut als Zeitvertreib.

Wenn Sie **mit dem Auto** unterwegs sind, sollten Sie häufige und ausreichend lange Pausen einplanen. **Im Flugzeug** gelingt Babys der Druckausgleich noch nicht. Hier hilft Trinken in den Start- und Landephasen. Bei älteren Kindern, die den aktiven Druckausgleich noch nicht gezielt durchführen können, kann Kaugummikauen oder das Lutschen eines Bonbons helfen. Die Nase zu zuhalten und dagegen zu atmen sowie zu gähnen, können Sie vorher zu Hause schon einmal üben. Wegen der trockenen Luft und des Flüssigkeitsverlustes ist viel zu trinken beim Fliegen wichtig.

WICHTIG!

Denken Sie bei allen Reisezeiten – egal ob per Auto, Bahn oder Flugzeug – daran, genügend Möglichkeiten für Beinbewegung zu schaffen: Pausen mit viel Bewegung, „Spaziergänge" im Verkehrsmittel, kleine Bewegungsübungen am Platz. Wählen Sie in Verkehrsmitteln nach Möglichkeit Gangplätze, damit Sie die Beine ausstrecken können und nicht eng abknicken müssen. Diese Vorbeugung gegen Reisevenenthrombose wird abgerundet durch ausreichendes Trinken.

Eine Bewegungsübung am Platz ist das „Gehen im Sitzen": Sie simulieren das normale Abrollen beim Gehen. Also erst auf die Zehenspitzen und dann wieder mit der gesamten Fußsohle auf den Fußboden. Heben Sie dabei Unter- und Oberschenkel so weit wie möglich an. Das aktiviert Muskelpumpen im Fuß und Unterschenkel.

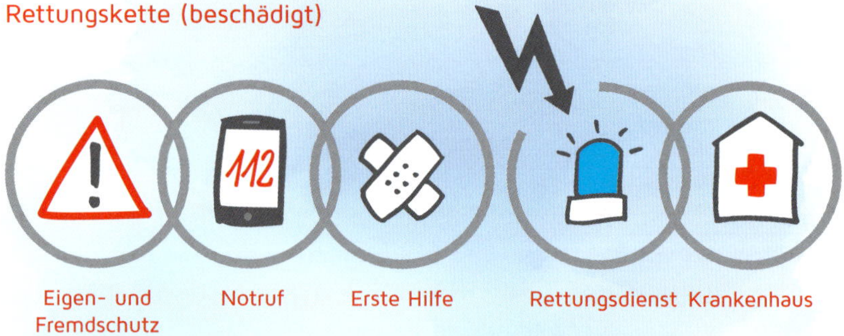

Gut versorgt bei Notfällen

In den europäischen Ländern findet sich ein ähnlicher Standard der rettungsdienstlichen Versorgung am Notfallort und der medizinischen Versorgung in den Krankenhäusern. Aber selbst dort kann es Situationen geben, in denen es problematisch ist, einen Notruf abzugeben und so professionelle Rettungskräfte oder einen Arzt schnell am Notfallort zu haben. Wenn Sie in einem anderen Land oder einer Region sind, in der die medizinische Versorgung nicht so weit ausgebaut ist, sind Sie meist längere Zeit auf sich selbst gestellt.

Das entspricht einer „außerordentlichen Notlage“, in der die übliche Rettungskette, bei der dem Ersthelfer schnell und verlässlich rettungsdienstliche und medizinische Versorgung im Krankenhaus folgt, gestört oder unterbrochen ist.

Die Tipps zu „außerordentlichen Notlagen“ finden Sie ab Seite 146 und besonders die dort beschriebenen zusätzlichen Erste-Hilfe-Maßnahmen gelten auch im Ausland, wenn an Ihrem Aufenthaltsort die Rettungskette nicht funktioniert.

Generell gilt EU-weit die 112 als einheitliche Notrufnummer. Weitere Informationen zu Notrufnummern im In- und Ausland finden Sie in der hinteren Umschlagklappe.

Hygienetipps im Ausland

Selbstverständlich gelten auch im Ausland die üblichen Hygieneregeln wie etwa regelmäßiges und gründliches Händewaschen. Weitere Hygienetipps sind:

- Nicht in jedem Zielland können Sie von derselben Trinkwasserqualität wie zu Hause ausgehen, die aus dem Wasserhahn kommt. Deshalb verwenden Sie im Zweifelsfall nicht nur beim Trinken, sondern auch beim Zähneputzen oder Gurgeln abgekochtes Wasser oder Mineralwasser aus Flaschen.
- Im Restaurant achten Sie darauf, dass Ihnen die Flasche original verschlossen serviert wird.
- Waschen Sie Obst und Gemüse auch nur mit abgekochtem oder Mineralwasser ab.
- Vor diesem Hintergrund verzichten Sie – im Zweifelsfall – auf Eiswürfel in Getränken.
- Essen Sie möglichst nur durchgegarte und gebratene Speisen.
- Vermeiden Sie in heißen Gefilden leicht verderbliche Lebensmittel (zum Beispiel auf Milchbasis).
- Trinken Sie nur pasteurisierte Milch.
- Fruchtsäfte mit hohem Zuckergehalt sind bei hohen Temperaturen schnell ein guter Nährboden für Bakterien.

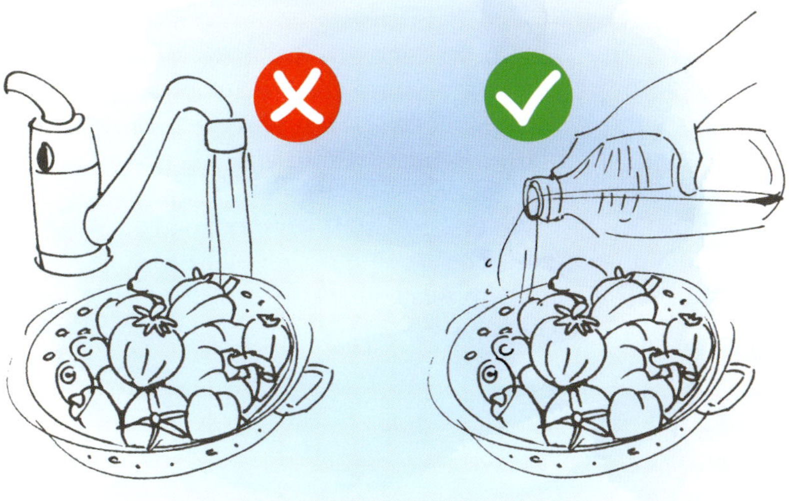

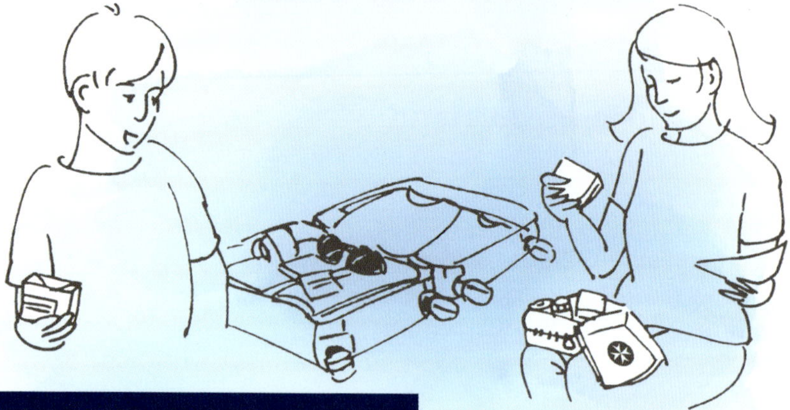

Die Reiseapotheke

Für den Reiseweg sollten Sie wichtige Arzneimittel griffbereit im Handgepäck lagern. Die übrigen Materialien und Arzneimittel sind im restlichen Reisegepäck und dort in einem Behältnis gut aufgehoben, das das Gelagerte trocken, kühl und vor Sonneneinstrahlung geschützt aufbewahrt.

Bei Fernreisen stimmen Sie sich vorher mit Ihrem Arzt und Kinderarzt zu notwendigen Impfungen ab und lassen diese rechtzeitig durchführen. Ferner sollten Sie sich besonders darauf einrichten, dass Gefährdungen durch Krankheitserreger etwa im Wasser (nur Mineralwasser oder notfalls ausreichend abgekochtes Wasser verwenden) vermieden werden. Falls die Versorgungslage am Reiseziel nicht optimal ist, nehmen Sie ausreichend Präparate für die Dauer der Reise mit.

Was sollte sich in Ihrer Reiseapotheke befinden?
Erst einmal das, was Sie auch in Ihrer Hausapotheke (siehe Doppelseite 20/21) bereits vorhalten. Aber besonders, wenn Sie in Regionen reisen, in der die Verfügbarkeit einer breiten Auswahl an Arzneimitteln nicht hundertprozentig gesichert ist, machen folgende Zusatzausstattungen Sinn:

- **bei starker Sonneneinwirkung:** Sonnenschutzmittel mit (sehr) hohem Lichtschutzfaktor, Après-Sun-Lotion, Brandwundensalbe für den Notfall
- Augentropfen gegen unspezifische Entzündungen (auch bei „verblitzten" Augen nach Wanderungen auf den Bergen oder bei starker Sonne)
- Mittel gegen Fußpilz
- **für (intensive) Wanderungen:** Material zur Versorgung von Marschblasen (besonderes Pflaster, das Druckschmerzen minimiert)
- **bei Durchfall:** Elektrolytpulver gegen Dehydrierung, also gegen zu hohen Flüssigkeitsverlust im gesamten Körper
- **bei Verstopfung:** Miniklistier (zum Einführen über den After, um den Stuhl zu mobilisieren)
- **zusätzlich zu Repellents gegen Insekten:** ein Moskitonetz oder ein anderer Mückenschutz
- Für manche Probleme wie Reiseübelkeit oder Magen-Darm-Beschwerden bieten sich homöopathische Präparate (zum Beispiel Magen-Globuli) an, da sie auch akut erst einmal ohne ärztliche Verschreibung und Beratung ohne Gefahr eingenommen werden können.

Bei allen andauernden Problemen gilt aber: Suchen Sie mit Ihrem Kind einen Arzt auf!

TIPP „Denken Sie daran, für sich und Ihr Kind verschriebene Medikamente in für die Reise ausreichender Anzahl mitzunehmen. Besonders bei Fahrten im Auto achten Sie darauf, dass Arzneimittel nicht einer direkten Sonneneinstrahlung und Wärmeeinwirkung ausgesetzt sind. Lagern Sie diese kühl und trocken."

Maria Papastamatiou, Apothekerin

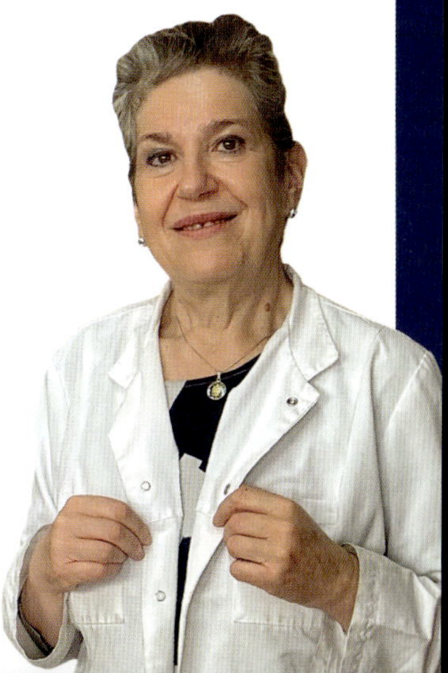

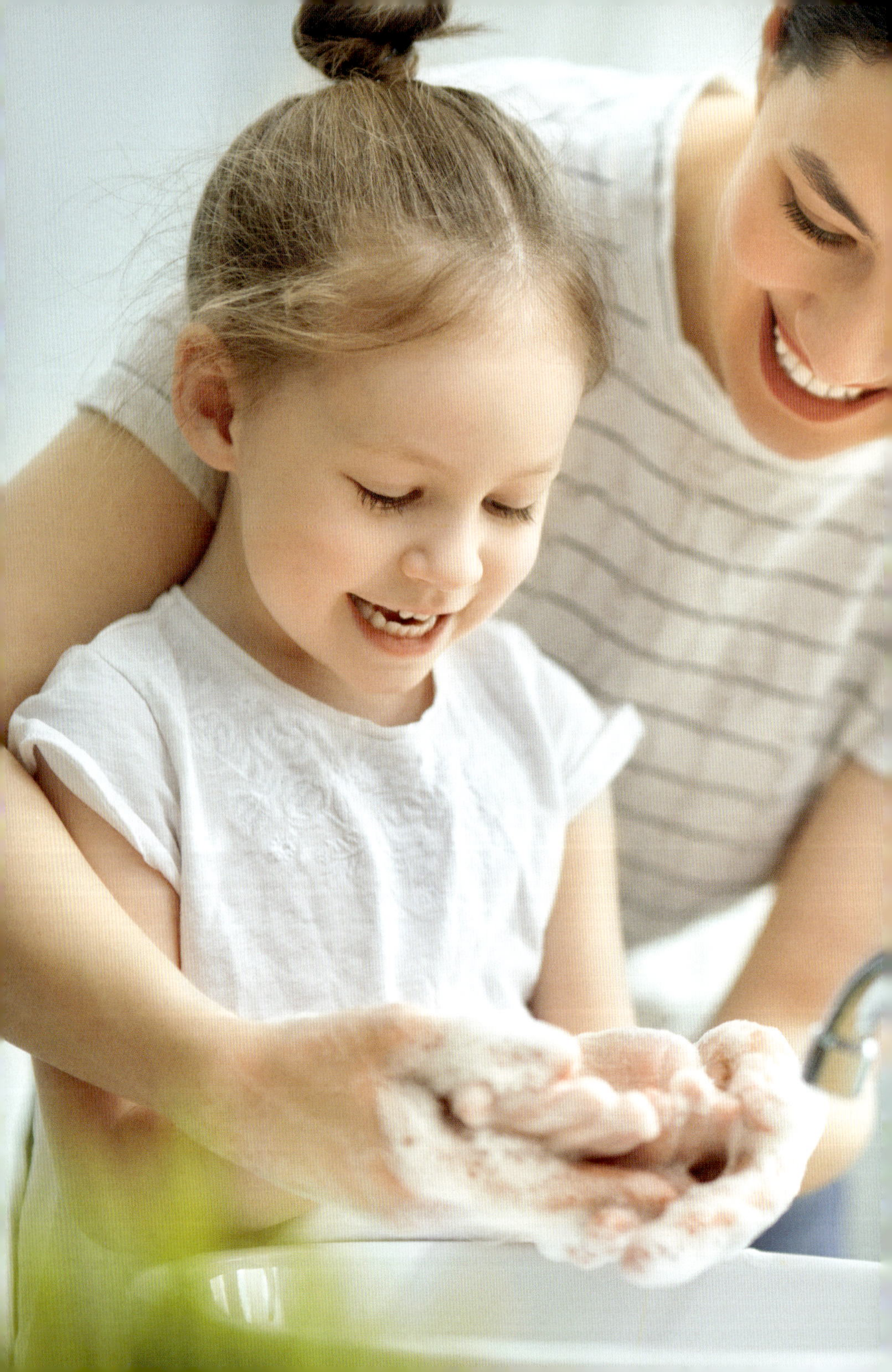

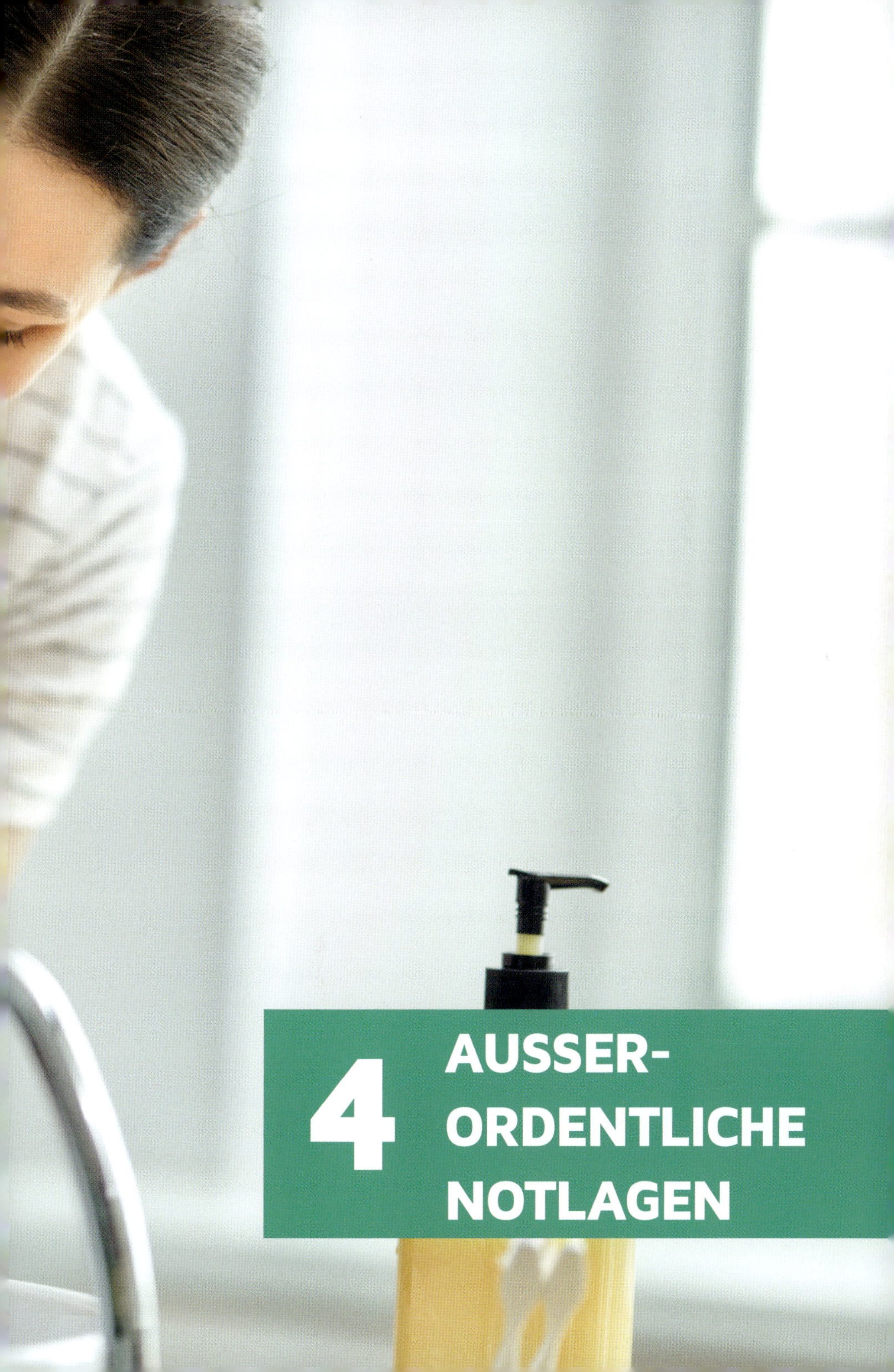

4 AUSSER-ORDENTLICHE NOTLAGEN

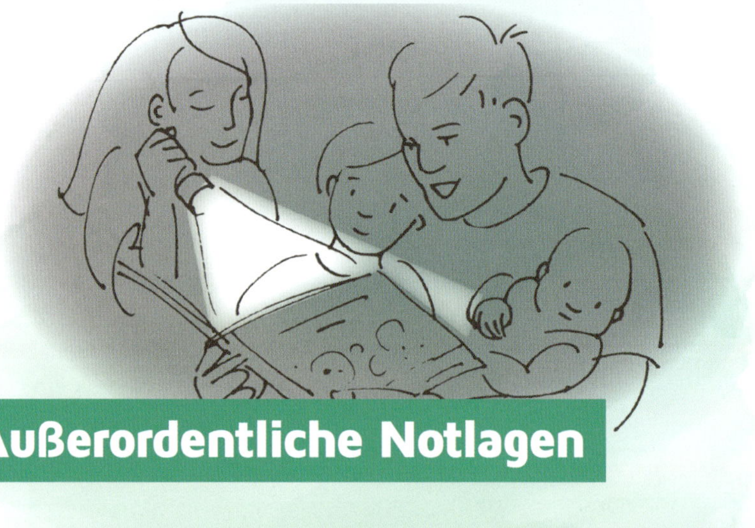

Außerordentliche Notlagen

Dienstag, 19.02.2019, 14.10 Uhr in Berlin-Köpenick: Plötzlich gehen alle Lichter aus ... Über 30.000 Haushalte und 2.000 Betriebe haben keinen Strom und bleiben auch über die folgenden 30 Stunden ohne Stromversorgung. Da auch Sendemasten betroffen sind, funktioniert das Mobilnetz nur noch eingeschränkt. Selbst die Notrufnummern 110 und 112 sind nicht mehr erreichbar.

Der Landesbranddirektor Berlin ruft die Bürger deshalb in Funk und Fernsehen auf, darauf zu achten, ob es den Nachbarn gut gehe, und im Notfall die nächste Feuerwache aufzusuchen. Die Ursache des Stromausfalls sind Bauarbeiten an einer Brücke, bei der nicht nur die zentrale Stromleitung, sondern fatalerweise auch die Ersatzleitung zerstört wurde.

Eine so gesehen kleine, fast banal klingende Ursache, die aber Tausende Berliner über 30 Stunden in eine außerordentliche Notlage versetzte, selbstverständlich gewähnte Versorgungssysteme lahmlegte und Teile des öffentlichen Lebens zum Erliegen brachte. Es verdeutlicht, dass außerordentliche Notlagen nicht in der verschwindenden Wahrscheinlichkeit eines Lottogewinns liegen, sondern dass wir sie in unser Bewusstsein nehmen und uns – jeder nach seinen Möglichkeiten – darauf vorbereiten müssen.

Die nachfolgende Übersicht zeigt, wie wir in der heutigen hoch entwickelten technischen Welt von sogenannter „kritischer Infrastruktur" wie der Stromversorgung abhängig sind, welche Versorgungen in der Folge eine nach der anderen ausfallen könnten und wie so eine außerordentliche Notlage entsteht.

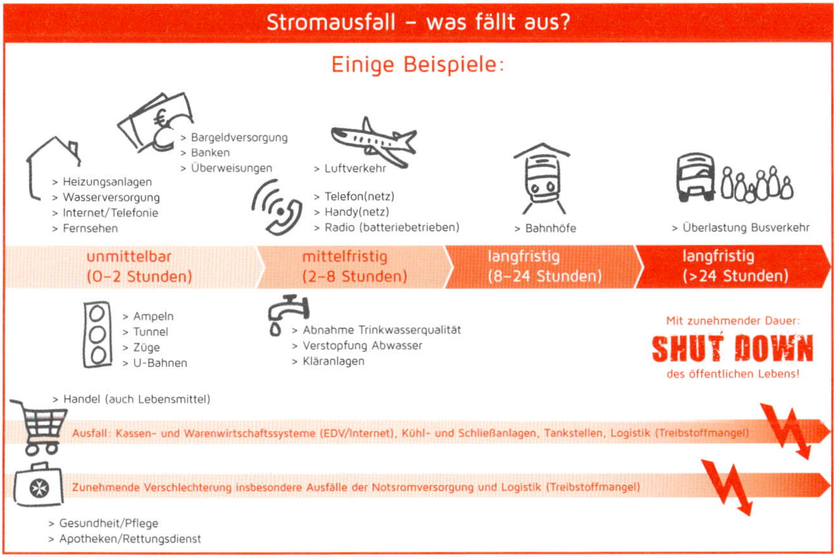

Neben dem Ausfall kritischer Infrastrukturen wie der Stromversorgung gibt es andere Ursachen, die eine außerordentliche Notlage auslösen können, bei der Versorgungssysteme – wie auch die notfallmedizinische Versorgung mit Rettungsdienst und Krankenhäusern – unterbleiben oder gestört sind. Einige Beispiele:

- Naturkatastrophen (Hochwasser, Unwetter)
- Industrieunfälle oder (große) Gefahrgutunfälle in kritischer Lage (in dicht besiedeltem Gebiet)
- Terroranschläge
- im Verteidigungsfall bei einem Angriff, mit Folgen wie Zerstörung von Infrastruktur und Fluchtbewegungen

Was alle außerordentlichen Notlagen gemein haben, ist: Hier sind Sie und Ihre Familie selbst gefragt! Aber auch die Gemeinschaft im Haus, der Nachbarschaft und im Stadtteil. Nur zusammen kann man dafür sorgen, dass alle gut durch die Notlage kommen. Dabei ist es wichtig, auch an die Menschen in seiner Umgebung zu denken, die sich selbst nicht helfen können, weil sie etwa nicht mobil sind oder krank im Bett liegen. Hier sind nur die erfolgreich, die sich aktiv in eine Gemeinschaft einbringen:
Das ICH im WIR gewinnt!

Wie können Sie sich vorbereiten?

Wenn Sie Vorsorge treffen und dabei sinnvoll (haltbare) Vorräte zu Hause anlegen wollen, nehmen Sie die folgenden wichtigen Versorgungsbereiche ins Auge:

- **Lebensmittel:** Wie kann der Ernährungsbedarf gedeckt werden? Welche Lebensmittel sind wichtig und können gelagert werden? Wie können Sie warme Speisen zubereiten/aufwärmen? Was ist sonst noch essbar (zum Beispiel essbare Pflanzen in der Natur)?
- **Wasser:** Ist Wasser zum Trinken vorhanden? Für die Hygiene und den Sanitärbereich?
- **Licht:** Wofür wird Licht benötigt? Welche Möglichkeiten gibt es innen und außen zur Beleuchtung?
- **Wärme:** Wie können Sie Räume (länger) warm halten? Wie können Personen warm gehalten werden?
- **Mobilität/Verkehrsmittel:** Welche Einschränkungen der Mobilität treten ein? Wie kann man Mobilität sichern?
- **Kommunikation:** Wie kommen Sie an Informationen? Wie können Sie Hilfskräfte erreichen? Welche anderen wichtigen Signalgebungen gibt es?

Das Bundesamt für Bevölkerungsschutz und Katastrophenhilfe (BBK) hat einen hilfreichen „Ratgeber für Notfallvorsorge und richtiges Handeln in Notsituationen" entwickelt, in dem sich auch eine praktische, persönliche Checkliste für die Bevorratung befindet. Diesen können Sie über den QR-Code abrufen oder beim BBK kostenlos als gedruckte Version bestellen.

Dokumente griffbereit halten

Es brennt! Das Hochwasser kommt schnell! Wenn akute Gefahr besteht, müssen Sie mit Ihrer Familie schnell aus dem Haus. Bereiten Sie sich auch auf diese Situation vor.

Halten Sie wichtige Dokumente an einer Stelle, zum Beispiel in einer Dokumentenmappe, griffbereit. Manches müssen sie dort als **Original** – Familienurkunden oder das Stammbuch – hineinlegen, bei anderem reicht eine **beglaubigte Kopie** – Qualifizierungsnachweise, Bescheide für Rente oder Einkommen – oder sogar **einfache Kopien** – Ausweise, Führerschein, Grundbuchauszüge. Eine vollständige Liste finden Sie ebenfalls im genannten Ratgeber des BBK.

Der Notfallrucksack

Es gibt ein Leck an einer Gasleitung in der Straße? In der Nähe muss eine Bombe entschärft werden? Wenn eine Evakuierung droht, sammeln Sie Wichtiges für etwa 2 Tage zum Mitnehmen. Das ist am besten in einem Notfallrucksack aufgehoben, da Sie so immer beide Hände frei haben. Eine Liste mit den Dingen für Ihren Notfallrucksack finden Sie unter dem QR-Code.

Wenn Sie Sorge haben, dass Ihre Familie in größeren Menschenmengen getrennt werden könnte, tragen Sie für Ihr Kind Vorsorge: Ein Brustbeutel oder eine SOS-Kapsel mit Namen, Geburtsdatum, Anschrift und telefonischen Erreichbarkeiten hilft Mitbürgern und den Einsatzkräften, Ihre Familie wieder zusammenführen.

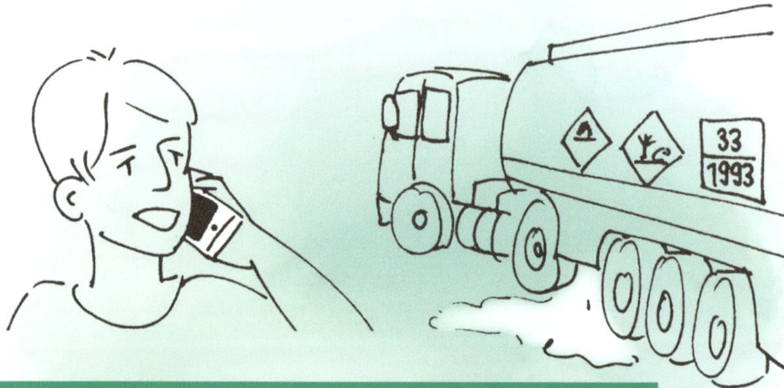

Was tun bei Unfällen mit Gefahrstoffen?

Bei Bränden, Unfällen auf Gewerbe- oder Industrieanlagen oder bei einem (großen) Gefahrstoffunfall können auch in einigem Umkreis Gefahren entstehen: durch Rauchgasentwicklung oder die Freisetzung von Gefahrstoffen.

In vielen Bereichen werden Sie durch Kennzeichnungen, Warntafeln und Ähnlichem auf besondere Gefahren hingewiesen: etwa im Betrieb, bei Gefahrguttransportern, bei Verpackungsbeschriftungen von gefährlichen Substanzen.

Die Gefahrengutkennzeichnungen

entzündbare Gase bzw. flüssige Stoffe

entzündbare, selbstzersetzliche, explosive feste Stoffe

selbstentzündliche Stoffe

entzündend wirkende Stoffe

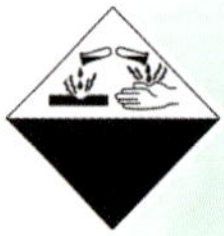
ätzende Stoffe

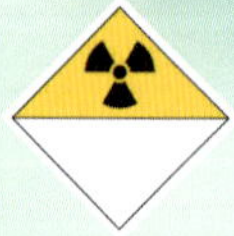
radioaktive Stoffe

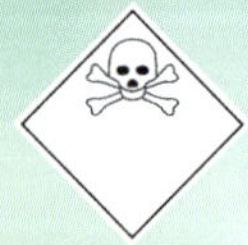
giftige Stoffe

explosive Stoffe

So handeln Sie bei Unfällen mit Gefahrstoffen!

Bei Gefahrstoffunfällen im Verkehr

- **Eigen- und Fremdschutz:** Wahren Sie Sicherheitsabstand bei auffälligem Geruch, auslaufenden Flüssigkeiten, austretenden Gasen oder ähnlichen Warnhinweisen und halten Sie sich nicht in Windrichtung dazu auf. Fordern Sie auch andere auf, Abstand zu halten.
- **Notruf:** Geben Sie bei einem Gefahrstoffunfall nach Möglichkeit die Zahl (die sogenannte Kemlerzahl) an, die auf am havarierten Transporter befindliche, orangene Schilder gedruckt ist. Über diese kann die von Ihnen alarmierte Leitstelle den Gefahrstoff identifizieren.
- **Eigenschutz bei Erste-Hilfe-Maßnahmen:** Wenn der Kontakt mit Körperflüssigkeiten oder Kontaktgiften entstehen könnte, ziehen Sie Einmalhandschuhe an. Bei Kontaktgiften können Sie den Betroffenen nur mit Hilfsmitteln (Beatmungsmaske) beatmen.

Bei Gefahrstoffunfällen und Bränden in der Nähe Ihres Hauses

- Halten Sie Fenster und Türen geschlossen.
- Bereiten Sie den Notfallrucksack vor (siehe Seite 151).
- Schalten Sie das Radio (regionaler Sender) ein und achten Sie auf dortige Informationen.
- Folgen Sie den Anweisungen von Einsatzkräften, zum Beispiel zur Evakuierung. Dies erfolgt üblicherweise per Lautsprecherdurchsagen von Einsatzfahrzeugen.

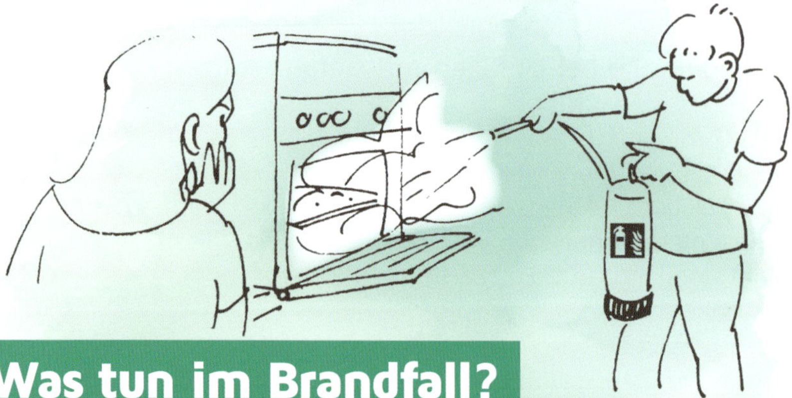

Was tun im Brandfall?

Wenn Sie einen Brand bemerken, betätigen Sie entweder einen vorhandenen Brandmelder oder rufen Sie die 112 an. Beim Notruf beantworten Sie die folgenden 5 W-Fragen: **Wo** brennt es? **Was** brennt? **Wie viel** brennt? **Welche** Gefahren bestehen? **Warten** Sie auf Rückfragen! Nach dem Notruf folgen Sie gekennzeichneten Fluchtwegen nach draußen. Benutzen Sie dabei keinen Aufzug. Nehmen Sie gefährdete Personen mit und schließen Sie nach Möglichkeit hinter sich die Türen. Wenn Einsatzkräfte bereits vor Ort sind, dann beachten Sie die gegebenen Anweisungen.

Ein Löschversuch sollte nur unternommen werden, wenn ...
... gefährdete Personen in Sicherheit sind.
... vorhandene Löschgeräte für die Art des Brandes geeignet sind.
... die Durchführung ohne Eigen- oder Fremdgefährdung möglich ist.
Die Rettung von Menschen hat Vorrang vor der Brandbekämpfung.

So handeln Sie bei einem Löschversuch!

- Schalten Sie Gefahrenquellen aus: Nehmen Sie elektrische Geräte vom Netz und schließen Sie die Gashähne.
- Setzen Sie Feuerlöscher erst am Brandherd ein.
- Greifen Sie einen Brand nur in Windrichtung an. Mit Unterstützung des Windes können Sie Löschmittel in den Brandherd einbringen.
- Löschen Sie **Flächenbrände** vorn beginnend ab. Sprühen Sie das Löschmittel mitten in die Flammen, werden diese auseinandergedrückt und die Fläche des Brandes vergrößert sich.

- Löschen Sie **Tropf- oder Fließbrände** von oben nach unten: Die brennende Flüssigkeit tropft oder fließt von der Leckstelle ab und führt so zu einem Tropf- und Flächenbrand.
- Löschen Sie **Wandbrände** von unten nach oben: Um die Ausbreitung des Brandes zu verhindern, müssen Sie die unten liegende Brandquelle bekämpfen.
- Setzen Sie ausreichend Feuerlöscher gleichzeitig ein und nicht nacheinander. Nur so können Sie eine ausreichende Menge Löschmittel auf den Brandherd bringen.
- Vorsicht vor Rückzündung! Brennbare Dämpfe können an heißen Teilen wieder entzündet werden. Überqueren Sie deshalb bereits abgelöschte Flächen nicht.
- Vorsicht bei Kohlendioxidlöschanlagen in Betrieben: Es besteht Erstickungsgefahr und die Gefahr von Erfrierungen.
- **Fettbrände nie mit Wasser löschen!** Die Temperatur von heißem Fett liegt weit über dem Siedepunkt von Wasser. Dieses würde sich bei einem Löschversuch explosionsartig ausbreiten.

Um sich nicht selbst zu gefährden, muss ein Brand immer mit ausreichendem Sicherheitsabstand gelöscht werden.

Feuerlöscher richtig einsetzen

Beachten Sie die Windrichtung und halten Sie Abstand. Löschen Sie die Flammen nicht direkt, sondern das Brandgut.

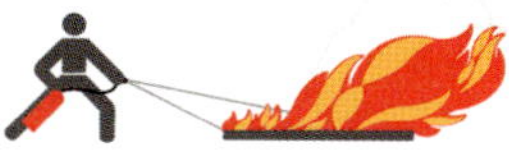

Löschen Sie Flächenbrände von vorn nach hinten.

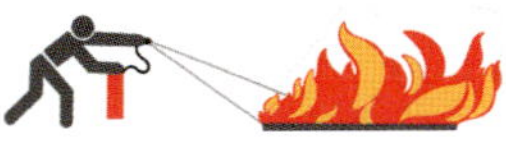

Löschen Sie Tropf- und Fließbrände von oben nach unten.

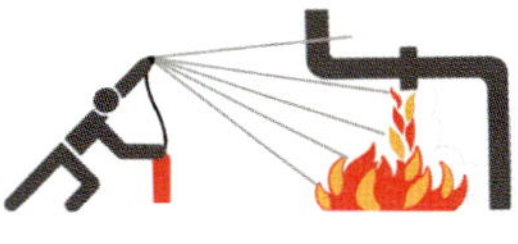

Löschen Sie stoßweise und mit nur so viel Löschmittel, wie erforderlich ist. Halten Sie Reserven für Wiederentzündungen bereit.

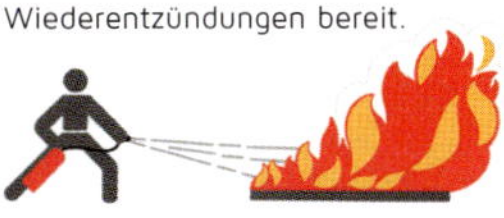

Nutzen Sie mehrere Feuerlöscher gleichzeitig, wenn möglich – nicht nacheinander.

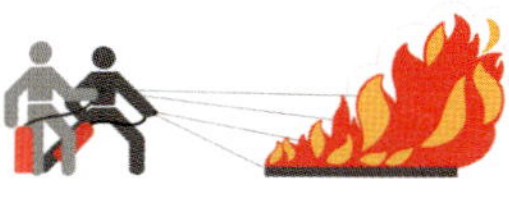

Löschen Sie einen Personenbrand mit Feuerlöscher.

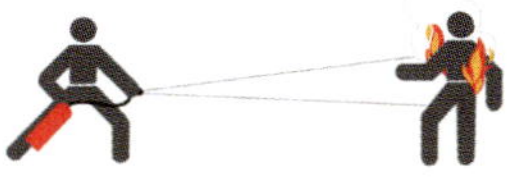

Achten Sie auf Wiederentzündungen! Verlassen Sie die Brandstelle nicht, sondern beobachten sie.

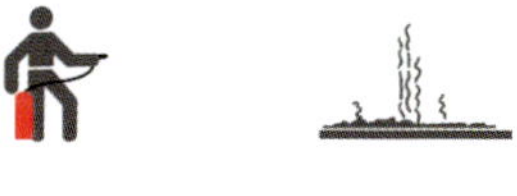

Eingesetzte Feuerlöscher müssen neu gefüllt oder geprüft werden. Nicht wiederverwenden!

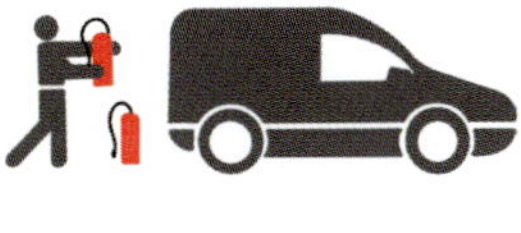

Löschen von Bränden an Fahrzeugen

Löschmittel kann nur am Brandherd seine Wirkung richtig entfalten. Daher sollten Sie zum Beispiel bei einem Motorbrand die Motorraumverriegelung öffnen. Durch den Spalt zwischen Motorhaube und Kühlergrill können Sie Löschpulver in den Motorraum einbringen. Ist das Öffnen nicht möglich, nutzen Sie andere Öffnungen oder gehen Sie den Brandherd von unten her an.
Nutzen Sie Löschmittel primär zum Retten von Menschenleben!

Ein Löschen am Tankverschluss kann gegebenenfalls durch das bloße Abdecken mit einer Decke durchgeführt werden. Das Verstopfen des Tankeinfüllstutzens mit einem Tuch kann auch helfen.

Brandklasse A
Brände fester Stoffe, hauptsächlich organischer Natur, die normalerweise unter Glutbildung verbrennen

Brandklasse B
Brände von flüssigen oder von flüssig werdenden Stoffen

Brandklasse C
Brände von Gasen

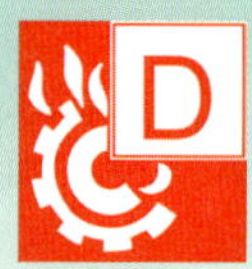

Brandklasse D
Brände von Metallen

Brandklasse F
Brände von Speiseölen und -fetten in Küchengeräten

Feuerlöscher

Handfeuerlöscher sind mit einer „Handhabung" versehen, welche unter anderem angibt, wie der jeweilige Feuerlöscher funktioniert und für welche Brandklassen er geeignet ist. Feuerlöscher können für verschiedene Brandklassen zugelassen sein:

- **Wasserlöscher**: Brandklasse A
- **Schaumlöscher**: Brandklasse A, B
- **Pulverlöscher ABC**: Brandklasse A, B, C
- **Pulverlöscher D**: Brandklasse D
- **CO_2-Löscher**: Brandklasse B (für Elektrogeräte geeignet)

Je nach Größe des Löschers beträgt die Ausbringungszeit bei ununterbrochener Löschmittelabgabe 6-25 Sekunden. Wichtig ist das vollständige Öffnen der Entnahmeeinrichtung (zum Beispiel Löschpistole). Das Löschen ist schussweise durchzuführen. Nur beim Brand einer Flüssigkeit muss in einem Zug durchgelöscht werden.

Feuerlöscher sollten regelmäßig auf ihre Funktionsfähigkeit hin überprüft werden. Meist ist dies alle zwei Jahre der Fall.

Was tun, wenn die Bekleidung brennt?

Ohne Eigengefährdung können Sie einen solchen Brand nur bekämpfen, wenn Sie aus einem für Sie sicheren Abstand heraus handeln. Dies ist möglich, wenn zum Ablöschen ein Handfeuerlöscher oder ein Wasserschlauch verwendet wird.

Wenn möglich, sollten Sie den Löschstrahl dabei nicht direkt auf das Gesicht des Betroffenen richten, um Schädigungen der Augen oder das Eindringen des Löschmittels in die Atemwege zu vermeiden. Beachten Sie ferner, dass CO_2-Löscher nicht in engen und unbelüfteten Räumen eingesetzt werden dürfen.

Hilfsweise können Sie bei Personenbränden eine Löschdecke einsetzen. Dies ist aber selbst für den Geübten mit einem nicht unerheblichen Maß an Eigengefährdung verbunden. Der Einsatz anderer Decken birgt Gefahren für den Anwender und den Betroffenen, da diese Decken meistens neben Wolle (schwer entflammbar) auch Kunstfasergewebe (brennbar) beinhalten. Zur Bekämpfung von Entstehungsbränden sind diese Decken nicht geeignet! Gefährlich ist es ebenso, eine brennende, in Panik umherlaufende Person „einzufangen".

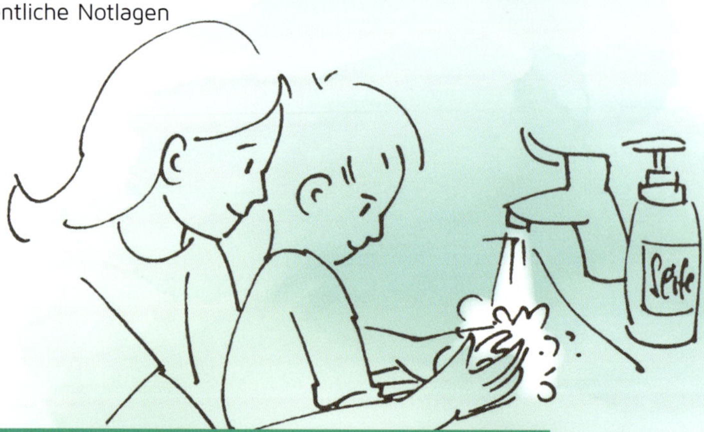

Hygiene – eine wichtige Vorbeugung an jedem Tag

Die Corona-Pandemie hat in Erinnerung gerufen, dass Hygieneregeln eindeutig in den normalen Alltag gehören und nicht nur in außerordentlichen Notlagen relevant sind.

Die Bundeszentrale für gesundheitliche Aufklärung (BZgA) hat diese Regeln in zehn einfachen Hygienetipps zusammengefasst. Sprechen Sie dazu auch mit Ihrem Kind und üben Sie mit ihm beispielsweise auch das Händewaschen. Singen Sie dabei zusammen zweimal „Happy Birthday", um eine ausreichende Dauer für eine gründliche Waschung zu sichern.

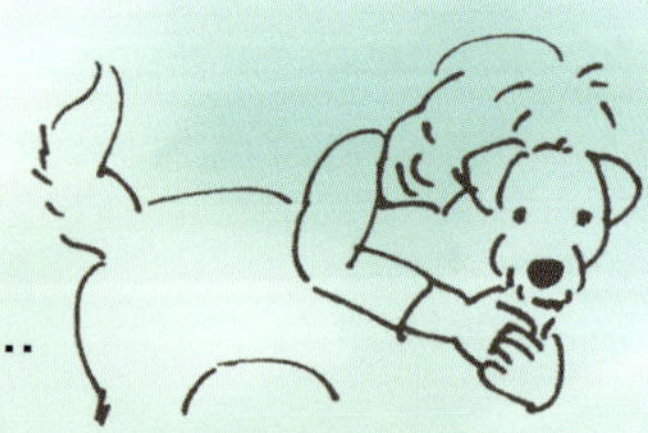

1. Waschen Sie regelmäßig Hände, ...

... wenn Sie nach Hause kommen.
... vor und während der Zubereitung von Speisen.
... vor den Mahlzeiten.
... nach dem Besuch der Toilette.
... nach dem Naseputzen, Husten oder Niesen.
... vor und nach dem Kontakt mit Erkrankten.
... nach dem Kontakt mit Tieren.

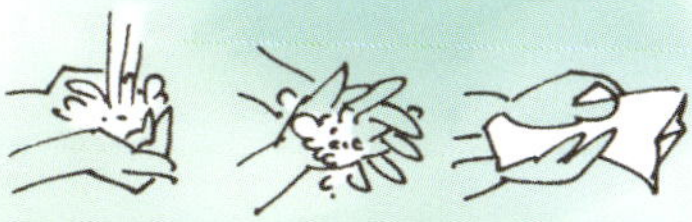

2. Hände gründlich waschen

- Hände unter fließendes Wasser halten.
- Hände von allen Seiten mit Seife einreiben.
- Dabei 20-30 Sekunden Zeit für das Waschen lassen.
- Hände unter fließendem Wasser abwaschen.
- Mit einem sauberen Tuch trocknen.

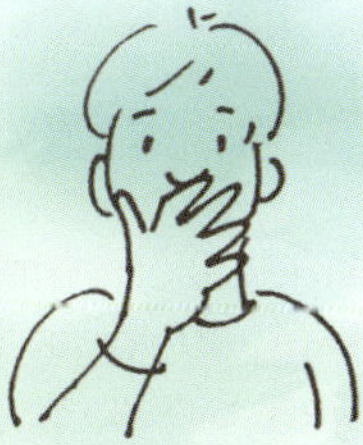

3. Hände aus dem Gesicht fernhalten

Vermeiden Sie es, mit ungewaschenen Händen Augen oder Nase zu berühren.

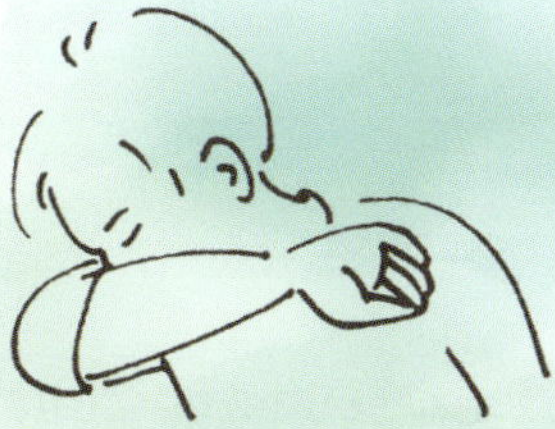

4. Richtig husten und niesen

Husten und niesen Sie am besten in ein Taschentuch oder halten die Armbeuge vor Mund und Nase. Halten Sie dabei Abstand von anderen Personen und drehen Sie sich weg.

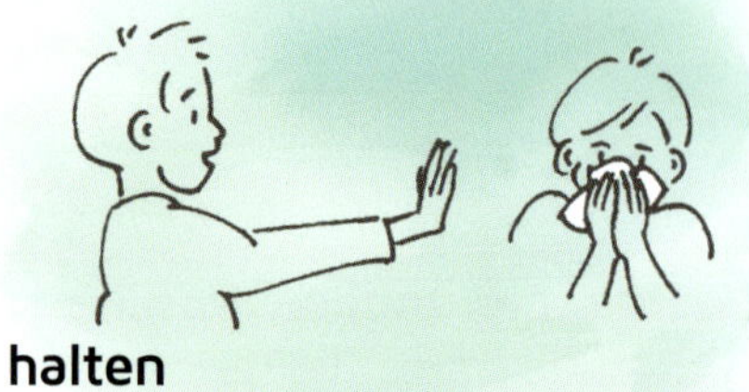

5. Im Krankheitsfall: Abstand halten
Kurieren Sie sich zu Hause aus. Verzichten Sie auf enge Körperkontakte. Bei hohem Ansteckungsrisiko für andere kann es sinnvoll sein, sich in einem separaten Raum aufzuhalten oder eine getrennte Toilette zu benutzen. Verwenden Sie persönliche Gegenstände wie Handtücher oder Trinkgläser nicht gemeinsam.

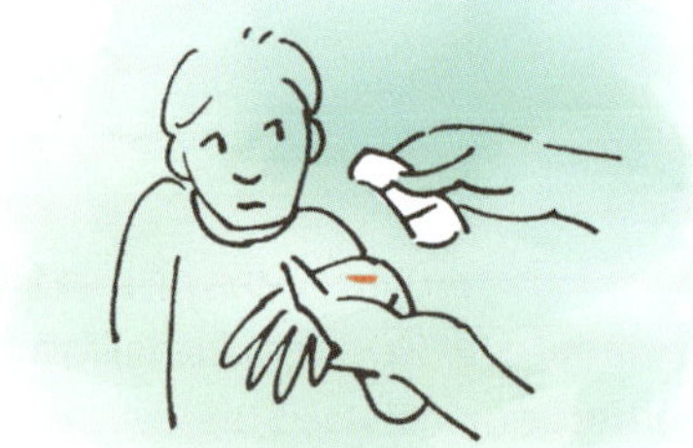

6. Wunden schützen
Decken Sie Verletzungen und Wunden mit einem Pflaster oder Verband ab.

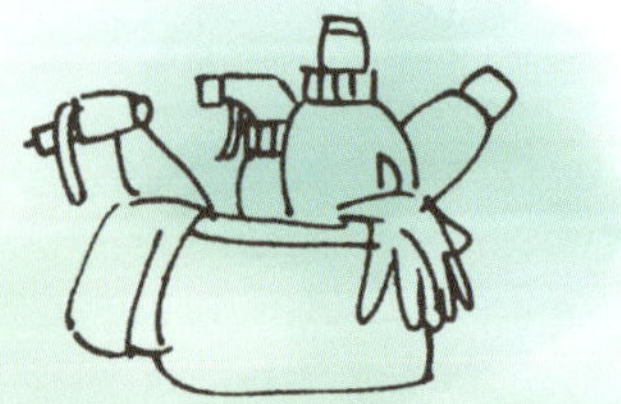

7. Auf ein sauberes Zuhause achten
Reinigen Sie insbesondere Bad und Küche regelmäßig mit üblichen Haushaltsreinigern. Lassen Sie Putzlappen nach Gebrauch gut trocknen und wechseln Sie diese häufig aus.

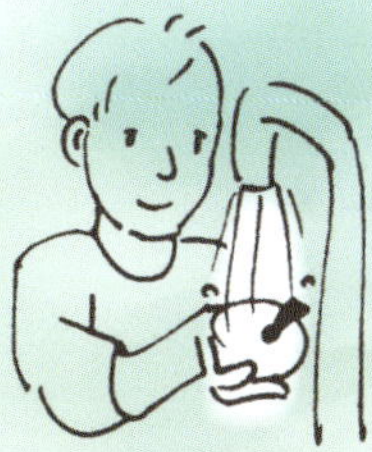

8. Lebensmittel hygienisch behandeln

Bewahren Sie empfindliche Nahrungsmittel stets gut gekühlt auf. Vermeiden Sie den Kontakt von rohen Tierprodukten mit roh verzehrten Lebensmitteln. Erhitzen Sie Fleisch auf mindestens 70 Grad Celsius. Waschen Sie rohes Gemüse und Obst vor dem Verzehr gründlich ab.

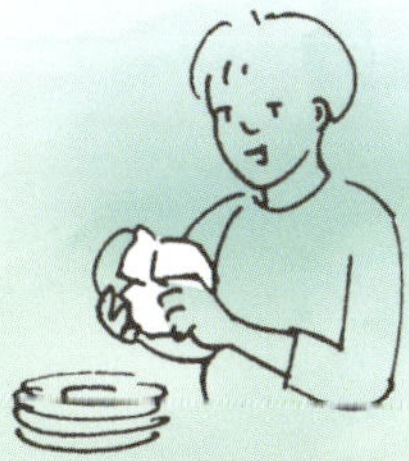

9. Geschirr und Wäsche heiß waschen

Reinigen Sie Küchenutensilien mit warmem Wasser und Spülmittel oder in der Maschine bei mindestens 60 Grad Celsius. Waschen Sie Spüllappen und Putztücher sowie Handtücher, Bettwäsche und Unterwäsche bei mindestens 60 Grad Celsius.

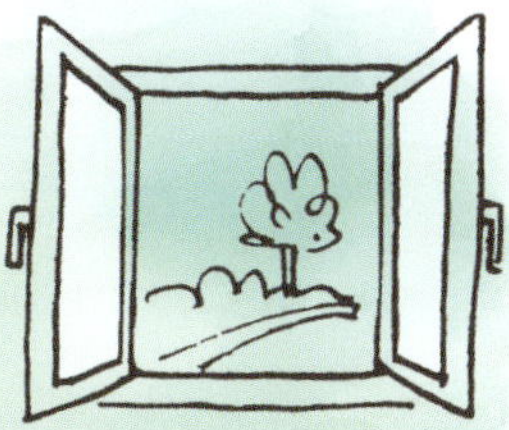

10. Regelmäßig lüften

Lüften Sie geschlossene Räume mehrmals täglich für einige Minuten mit weit geöffneten Fenstern.

Im Alltag begegnen Sie einer Vielzahl von Erregern wie Viren und Bakterien. Einfache Hygienemaßnahmen tragen dazu bei, sich und andere vor ansteckenden Infektionskrankheiten zu schützen.

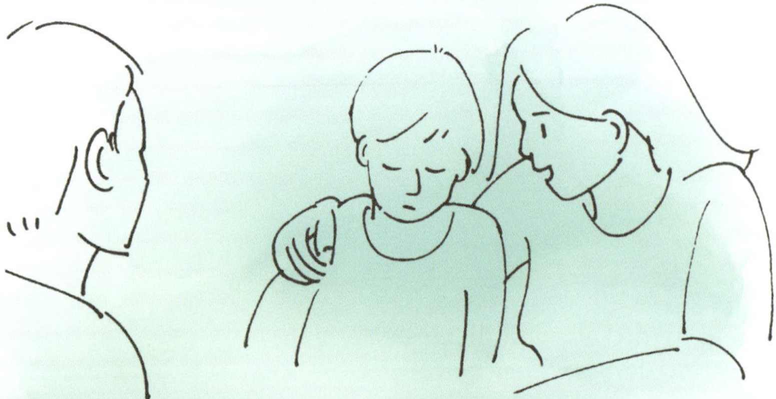

Psychische Erste Hilfe in außerordentlichen Notlagen

Es knallt! Es brennt! Menschen sind verletzt ... Schlagartig ist die gewohnte Welt anders, angsteinflößend, bedrohlich. Das verdeutlicht, dass manche außerordentliche Notlagen, bei denen akute Gefahren für sich selbst und die Familie bestehen, auch psychische Ausnahmesituationen sind.

Menschen, vor allem Kinder, reagieren ganz unterschiedlich auf eine unvermittelt auftretende psychische Stresssituation: Manche schaffen es schnell nach einer ersten Schreckphase, in der sie Angstreaktionen zeigen, einen klaren Kopf zu gewinnen und aktiv zu handeln. Andere sind in einer leeren Geschäftigkeit gefangen. Und wieder andere fallen in eine Erstarrung oder in Kopflosigkeit und Flucht. Die letzten Reaktionen gehen auf instinktive Verhaltensmuster aus der Evolution zurück, die wir bei Tieren etwa im Totstellreflex wiederfinden. Ziel ist es, durch eine geeignete Betreuung der Betroffenen dieses Verhaltensmuster zu durchbrechen.

Erste Reaktionen nach einem Schockereignis in einer Notlage haben Signalcharakter. Sie werden von Menschen im Umfeld besonders aufmerksam registriert. Starke und andauernde Angstreaktionen steigern auch bei anderen Menschen die Angst. In Gruppen kann es bis zur Massenpanik führen. Vorbildhaftes, beherztes Verhalten hat hingegen eine positive Wirkung auf alle Beteiligten.

Was für Reaktionen kann es bei Kindern/Erwachsenen geben?

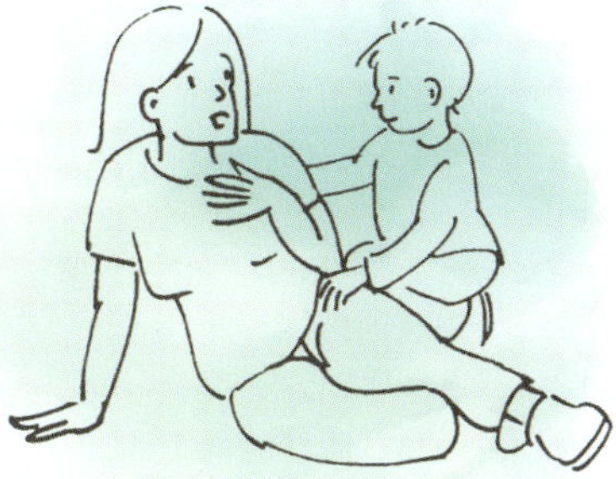

- **Normale Reaktion:** Nach einer ersten Schreckphase kann die Person trotz Angst einen klaren Kopf gewinnen und handelt aktiv, um die Notlage in den Griff zu bekommen.

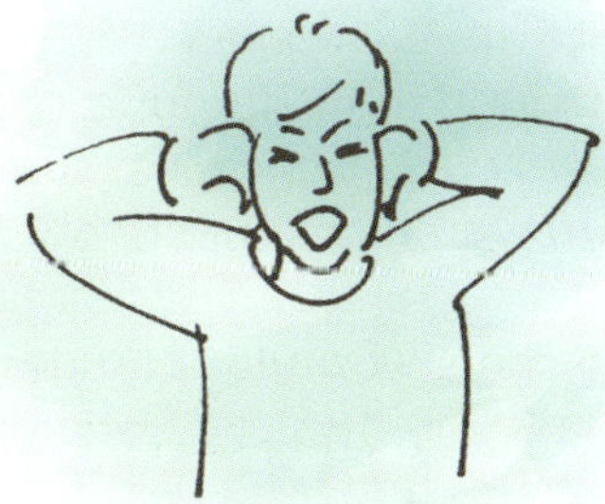

- **Überaktive Reaktion:** Diese Personen stehen in einer besonderen Erregung, die sich in Schreien und ständigen, ruhelosen Bewegungen zeigt. Die Realität wird nicht mehr richtig wahrgenommen und somit ist das Verhalten eher „kopflos". Die Personen benötigen Ihre Hilfe und Betreuung, damit sie sich durch ihr Verhalten nicht selbst oder andere in Gefahr bringen.

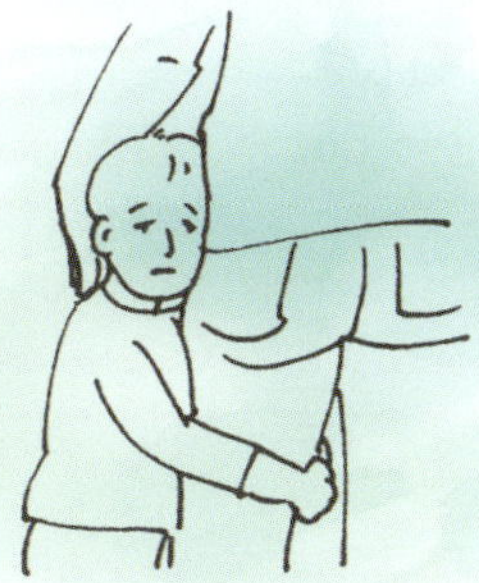

- **Regressive Reaktion:** Diese Menschen fallen in „kindliche" Verhaltensmuster zurück. Wie Kinder wimmern, klagen und klammern sie sich an andere, auch fremde Personen. Sie können damit Maßnahmen in der Gruppe behindern. Mit einfachen Aufgaben kann man sie beschäftigen.

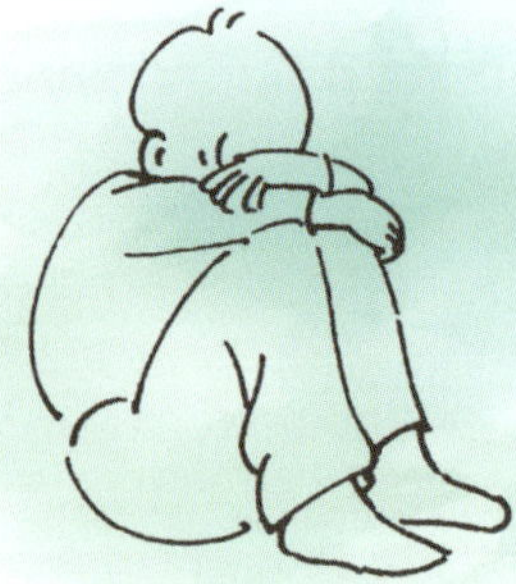

- **Depressive Reaktion:** Diese Personen erstarren und reagieren damit nicht auf ihr Umfeld. Hier gilt wiederum: Diese Personen benötigen Ihre Hilfe und Betreuung zu ihrem eigenen Schutz und dem Schutz anderer.

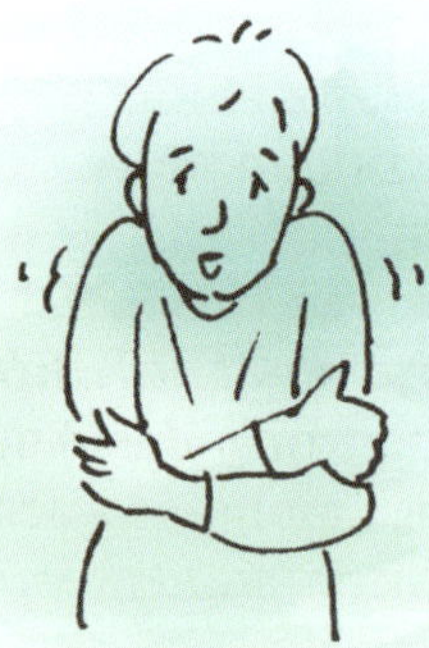

- **Hysterische Reaktion:** Die überzogene Angst kann körperliche Symptome bis hin zu Lähmungen, Blindheit und selten auch Taubheit auslösen, die aber wieder rückkehrbar sind. Schafft man es, über die psychische Betreuung diese Personen zu beruhigen, gehen auch die körperlichen Reaktionen zurück. Dann kann man versuchen, diese Personen anfangs über einfache Aufgaben in die Bewältigung der Notlage einzubinden.

Gerade wenn Notlagen länger dauern, ...

... kommt es zu psychischem Stress, der durch Bedingungen wie Übermüdung, Hunger, Durst, Hitze- oder Kälteeinwirkung noch verstärkt werden kann. Hier droht nach der Phase des aktiven Handelns die Ausbreitung von Hoffnungslosigkeit. Der Sinn und Zweck der Maßnahmen wird infrage gestellt, auch wenn objektiv betrachtet eine Wirksamkeit vorhanden ist. Beobachten Sie die Menschen neben sich, um erste Anzeichen zu erkennen, dass sie in diese Phase abdriften. Wirken Sie dem aktiv und aufmunternd entgegen. Führen Sie der betroffenen Person die Erfolge Ihres gemeinschaftlichen Handelns vor Augen.

Wichtige Informationen oder Fake News und Gerüchte?

Für die psychische Lage aller Beteiligten sind objektive Informationen zur Notlage, denen alle Vertrauen und Glauben schenken, wichtig. In der psychischen Stressreaktion sind viele schnell empfänglich für Gerüchte. Deshalb sorgen Sie für regelmäßige, sachliche Informationen, beispielsweise über das Radio (das „gute, alte" Transistorradio bei Stromausfall), um Ängsten oder Panik in der Gruppe entgegenzuwirken.

Wie helfen Sie bei psychischen Reaktionen einzelner Personen oder einer Gruppe?

Hier gilt die **4S-Regel** nach Lasogga und Gasch:

- Sage, dass Du da bist und dass etwas geschieht.
- Schirme den Betroffenen vor Zuschauern ab.
- Suche vorsichtigen Körperkontakt.
- Sprich und höre zu.

Weitere Maßnahmen in außerordentlichen Notlagen:

Verminderung der Angst und Panik

- „Der Gefahr ins Auge blicken können": Nicht nur Kinder haben Angst im Dunkeln. Auch Erwachsene neigen in dunklen, nicht einschätzbaren Situationen zu Angst. Deshalb ist es wichtig, genügend Licht zu haben.
- Vorbilder, die trotz eigenen Angstgefühls beherzt reagieren und aktiv werden, die Notlage zu beherrschen, wirken beruhigend auf das Umfeld und regen zum Mitmachen an.
- Gruppen benötigen Führung! Haben Sie den Mut, aus der Gruppe herauszutreten und diese Rolle zu übernehmen.
- Binden Sie andere in Ihrer Umgebung ganz nach deren Möglichkeiten ein: bei „kindlichen Verhaltensmustern" mit einer angepassten einfachen Aufgabe, andere je nach der eigenen Stärke, die sie in die Gemeinschaft einbringen können.
- In Gefahrensituationen geben Sie kurze und klare Anweisungen! Verbinden Sie die Warnung immer mit einer eindeutigen Handlungsaufforderung. Beispiel: „Es brennt im Haus! Gehen Sie sofort über die Treppen ins Freie. Nutzen Sie KEINE Aufzüge."

Bildung von Gruppen und Förderung des Gruppenzusammenhalts

Der Mensch ist ein „Herdentier". Er braucht eine Gruppe, der er vertraut, der er folgt, in der er mitwirkt, in der er sich wohlfühlt. Das reduziert auch die eigene Angst.

- Deshalb werden bestehende Gruppen, wie Familien, in einer derartigen Notlage zusammengehalten.
- Für Aufgaben werden gezielt Gruppen zusammengestellt – beispielsweise nach Stärken der Beteiligten und damit Eignung für die Aufgabe.
- Menschliche Nähe und Wärme sorgen dafür, das Zusammengehörigkeitsgefühl zu verstärken und Angst zu reduzieren.
- Im Katastrophenschutz sagen die Helfer augenzwinkernd gerne „ohne Mampf kein Kampf". Aber das gemeinsame Essen bewirkt mehr, als nur Menschen zu sättigen. Vielmehr schweißt es eine Gruppe zusammen und verstärkt das Wohlbefinden in der Gruppe sowie jedes Einzelnen. Nicht umsonst wird bei einer Evakuierung schnell dafür gesorgt, dass am Betreuungsplatz etwas Warmes wie Tee ausgegeben wird. Dabei kommen auch eigentlich Fremde schnell ins Gespräch.

Strukturierung des Tages

- Schon bei außerordentlichen Notlagen, die länger als acht Stunden dauern, empfiehlt es sich, den Tag zu strukturieren.
- Aktivitäts-/Arbeits- und Ruhephasen müssen sich abwechseln. Menschen, die wegen der Fülle der Aufgaben in der Notlage nicht zur Ruhe kommen können, müssen durch Ihren sanften Nachdruck ermuntert werden, sich die nötige Ruhe zu gönnen.
- Genauso sind (gemeinsame) Essenszeiten wichtige Punkte in der Tagesstruktur.
- Zeiten von Untätigkeit, die nicht zur Ruhe genutzt werden, sollten mit Ritualen oder Aktivitäten gestaltet werden: gemeinsames Singen und Spielen, Geschichten erzählen oder vorlesen, religiöse Handlungen (Andacht), Gymnastik und andere sportliche Aktivitäten ...

Panikvermeidung

Die Summe der aufgeführten Maßnahmen hilft, eine Panik zu vermeiden. Tritt trotzdem eine Panik in einer Gruppe auf, gelingt es manchmal einzelnen Persönlichkeiten durch entschiedenes, von vielen wahrgenommenes Auftreten den „Paniksturm" zu stoppen. In anderen Fällen wird man das Panikverhalten „leerlaufen" lassen müssen und sich dabei erst einmal nur um einzelne Betroffene kümmern.

Psychosoziale Unterstützungsangebote

Krisenintervention/Notfallseelsorge

Sowohl flankierend zur rettungsdienstlichen Versorgung als auch integriert in den Einheiten des Bevölkerungsschutzes gibt es für die psychosoziale Betreuung von Betroffenen die Krisenintervention/Notfallseelsorge. Im normalen Einsatz werden diese speziell geschulten Kräfte durch die Leitstelle (112) alarmiert. In außerordentlichen Notlagen gelangen diese Kräfte zusätzlich mit den ausrückenden Einsatzeinheiten in das relevante Gebiet. Neben der Betreuung in der Akutphase übernimmt die Krisenintervention auch den Hinweis auf oder die Vermittlung von Nachsorgeeinrichtungen (Therapeuten, Selbsthilfegruppen etc.). Sie betreut und begleitet auch Hinterbliebene eines gerade verstorbenen Angehörigen.

Einsatznachsorge

Für die eigenen in den Organisationen eingesetzten Kräfte gibt es eine qualifizierte Einsatznachsorge durch psychotherapeutische Fachkräfte, um möglichst langfristige psychische Belastungsstörungen zu verhindern.

Koordinierungsstelle Nachsorge, Opfer- und Angehörigenhilfe der Bundesregierung (NOAH)

NOAH bietet nach schweren Unglücksfällen, Terroranschlägen und Katastrophen im Ausland, bei denen Deutsche betroffen sind, eine Beratung und eine akute sowie längerfristige psychosoziale Versorgung an. Die Koordinierungsstelle ist über eine 24-Stunden-Hotline erreichbar: 022899 550–2444 oder kostenfrei 0800 1888433 (nur aus Deutschland erreichbar).

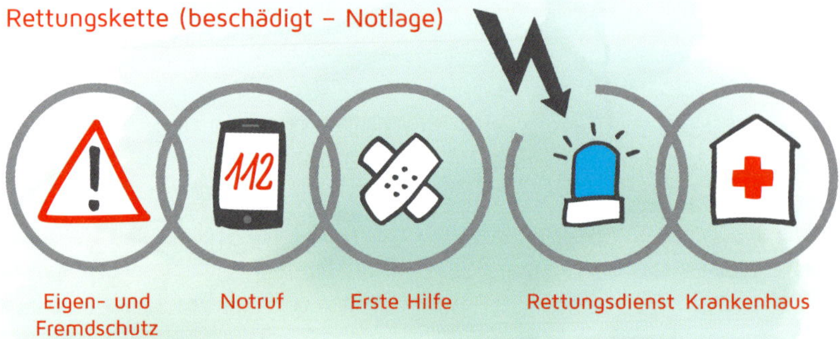

Erste Hilfe in außerordentlichen Notlagen

In einer außerordentlichen Notlage ist die Rettungskette gestört oder unterbrochen: So kann der Rettungsdienst nicht wie gewohnt binnen der normalen Hilfsfrist eintreffen und die Versorgung übernehmen. Als Ersthelfer können Sie unter Umständen lange auf sich allein gestellt sein. Deshalb ergreifen Sie im Vergleich zur „normalen" Erste Hilfe zusätzliche Maßnahmen. Oftmals wird von Ihnen zudem Improvisation gefragt sein, wenn nicht die sonst üblichen Materialien zur Verfügung stehen.

Sie sehen: Eine Notlage ähnelt sehr der Ersten Hilfe im Outdoorbereich, bei der man mitten „in der Wildnis" weiter von der Versorgung durch den Rettungsdienst entfernt ist.

Welche Erste-Hilfe-Maßnahmen kommen in einer außerordentlichen Notlage hinzu?

1. Tragen von Betroffenen (Tragegriffe, behelfsmäßige Trage, Überheben etc.)
2. Ruhigstellung/Schienen von Verletzungen an Knochen und Gelenken
3. Weitere Verbandtechniken
4. Verbinden von Fremdkörper- oder offenen Kopf- und Bauchverletzungen (Polstern mit Tragering etc.)
5. Abbinden/Tourniquet bei starken, lebensbedrohlichen Blutungen

Sie werden im Folgenden feststellen, dass es zwei einfache Hilfsmittel gibt, die wahre „Schweizer Taschenmesser" bei der Ersten Hilfe in außerordentlichen Notlagen sind:

1. das **Dreiecktuch**: als Tragering, als Dreiecktuchkrawatte zum Befestigen und Abbinden, als Grundlage für viele Verbände.
2. die **Decke**: zur Ruhigstellung, zum Tragen.

1. Tragen von Betroffenen

Beim Überheben eines Kindes auf eine Trage mit mehreren Helfern, zum Beispiel auf eine Krankentrage, unterstützen Sie entweder als Ersthelfer eintreffende Rettungsdienstkräfte oder tun dies bei Bedarf selbstständig als Gruppe von Ersthelfern.

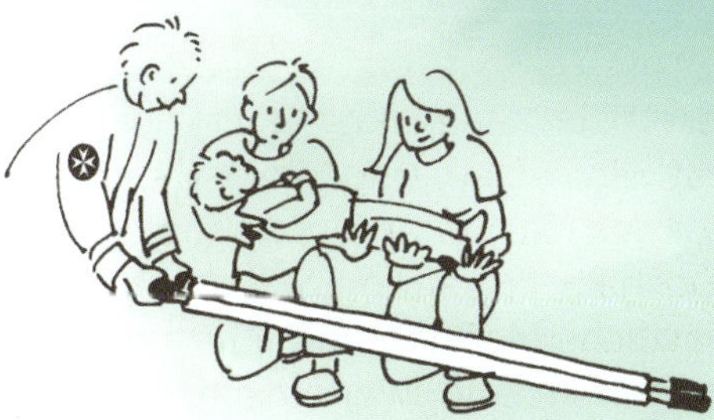

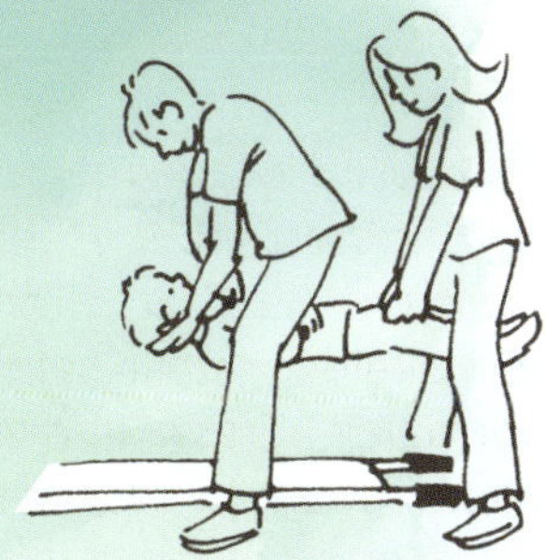

Den Rautek-Rettungsgriff kennen Sie schon aus der normalen Ersten Hilfe (siehe Doppelseite 31/32). Wie Sie ein betroffenes Kind über eine Strecke zu zweit tragen, sehen Sie in der Illustration.

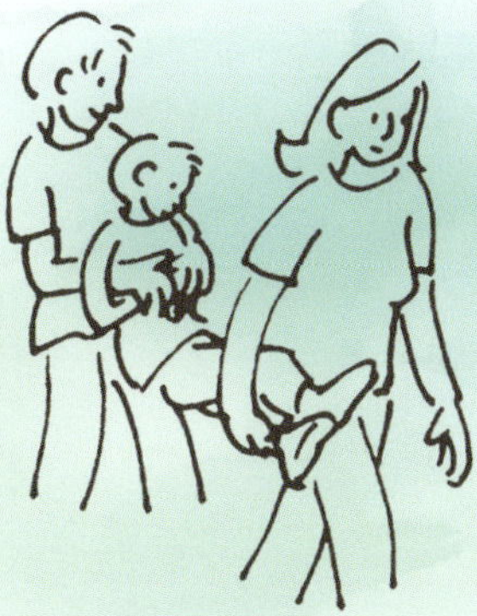

Ein bewusstseinsklares Kind können Sie zu zweit mit einem Tragering tragen, den sie aus einem zur „Krawatte" gefalteten Dreiecktuch herstellen können.

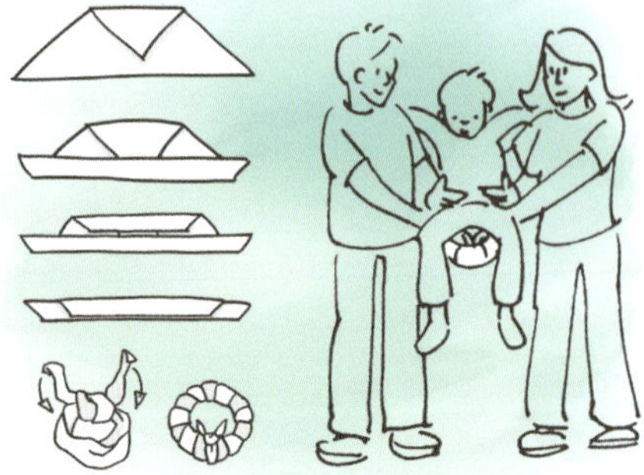

Ebenfalls können Sie eine Decke zum Tragen nutzen. Mit dem Ziehharmonika-Trick bekommen Sie die Decke unter das betroffene Kind (siehe Seite 39).

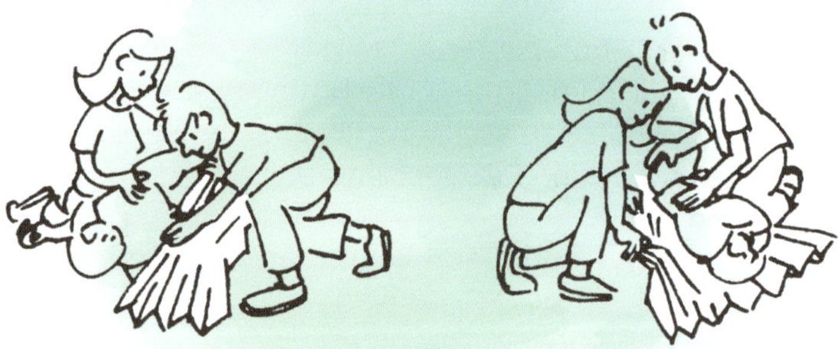

In die vier Ecken einer KatS-Decke werden Knoten gemacht, um einen sicheren Griff zu haben. Am meisten Gewicht wird beim Tragen im Schultergürtel und im Beckenbereich des Kindes wirken. Dementsprechend müssen hier genügend Helfer ein sicheres Tragen gewährleisten.

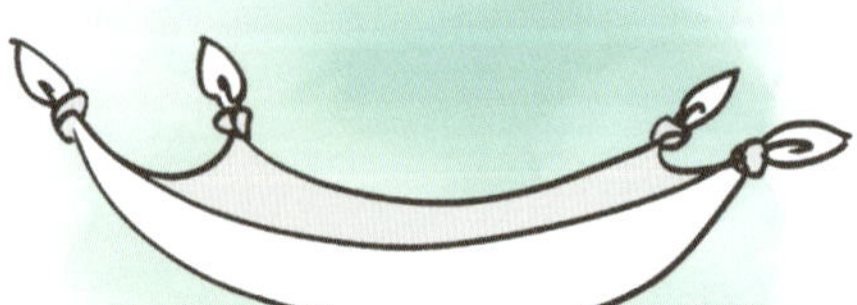

Die Stangentrage

Aus gefundenen Stangen und Decken oder Jacken kann eine behelfsmäßige Trage gebaut werden.

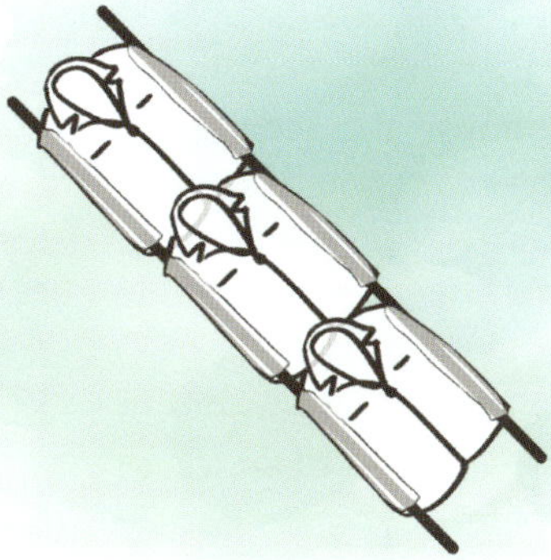

2. Ruhigstellung/Schienen von Verletzungen der Knochen und Gelenke

Einen Arm mit dem Armtragetuch, das aus zwei Dreiecktüchern gefertigt wird, ruhig zu stellen, ist von den Erste-Hilfe-Maßnahmen bereits bekannt: siehe Doppelseite 92/93.

Für die Ruhigstellung am liegenden Kind mit Verletzungen (Knochenbrüchen) an den Beinen können zu einem „Schlauch" gerollte Decken verwendet werden.

Muss das Kind für einen Transport bewegt werden, bietet sich behelfsmäßiges Schienen mit Stöcken, Stangen oder Brettern an.

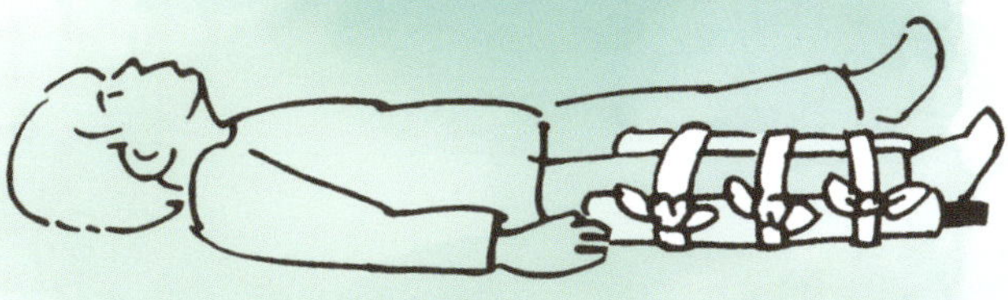

3. Weitere Verbandtechniken

Galt es in der Ersten Hilfe, nur kleine Bagatellverletzungen dauerhaft abzudecken und ansonsten Verbände vornehmlich zur Blutstillung zu nutzen, benötigen wir in außerordentlichen Notlagen auch Verbände, die eine Wundauflage über längere Zeit an einem Ort fixieren:

- an den Extremitäten (durch Bindenverbände oder mit dem Dreiecktuch),
- am Kopf (mit dem Dreiecktuch),
- oder an anderen Körperstellen.

Ferner kann bei einer offenen Bauch- oder Kopfverletzung auch eine Umpolsterung des Wundbereichs mit dem Tragering erfolgen, damit in diesem Areal kein Druck durch die Befestigung ausgeübt wird. Dieser Trage-/Polsterring muss größer als der betroffene Wundbereich sein.

Dabei entpuppt sich das Dreiecktuch auch hier als vielseitiges „Schweizer Taschenmesser". Hier einige Beispiele, die Ihnen das grundsätzliche Prinzip und Variationsmöglichkeiten verdeutlichen:

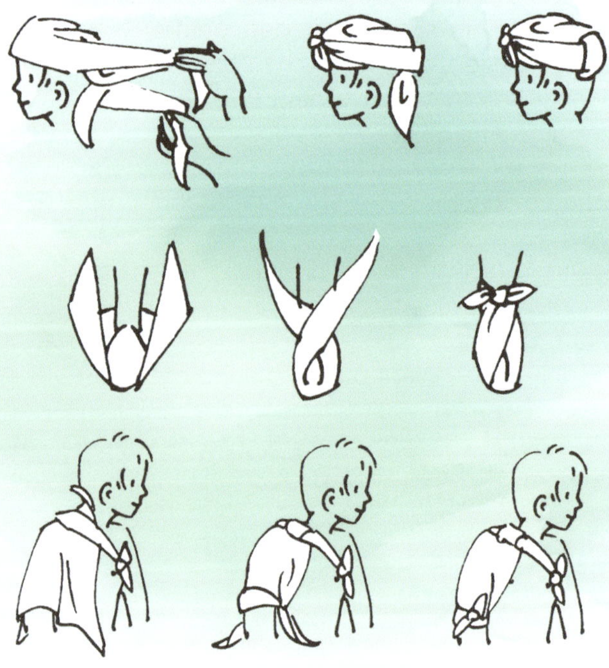

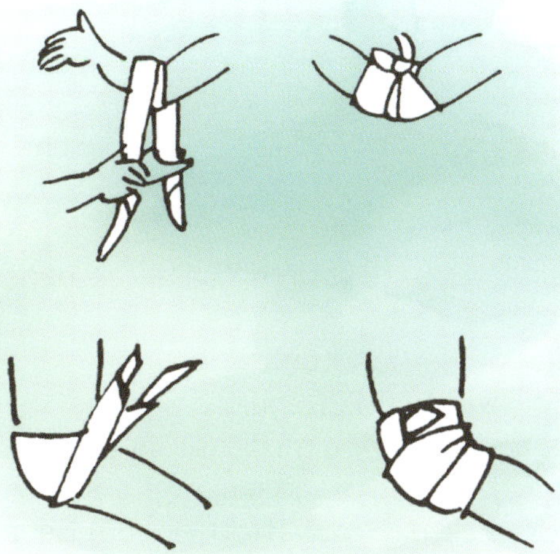

4. Verbinden von Fremdkörper- oder offenen Kopf- und Bauchverletzungen

Bei großen Fremdkörpern in der Wunde dienen als sterile Wundauflage zum Beispiel:

- eine Kompresse, die man im verpackten Zustand einmal einschneidet, um sie später mit den beiden „Flügeln" um den Fremdkörper wie etwa ein Messer herumzulegen.
- ein Verbandtuch, das locker über Fremdkörper und Wundbereich gelegt wird, ohne Druck auszuüben.

Als **Polsterung** können über der sterilen Wundauflage eingesetzt werden:

- ein Tragering (aus einer Dreiecktuchkrawatte),
- oder zwei Verbandpäckchen, die von beiden Seiten mit der Befestigung nah an dem Fremdkörper fixiert werden.

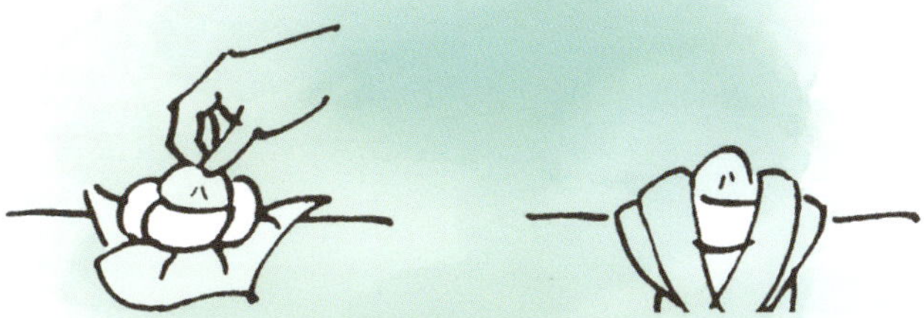

Als **Befestigung** können eingesetzt werden:

- Dreiecktuch (Krawatte)
- Binde
- Pflaster

So handeln Sie bei offenen Kopf- und Bauchverletzungen, bei denen darunterliegende Strukturen (Hirn, Darmschlingen) heraustreten könnten:

- **Wundauflage**: Verbandtuch
- **Polsterung (eventuell)**: Tragering aus der Dreiecktuchkrawatte. Dieser Trage-/Polsterring muss größer als der Wundbereich sein.
- **Befestigung**: Dreiecktuch als Kopfverband; aneinandergeknotete Dreiecktuchkrawatten oder Binden, die den Bauch umspannen und auf dem Druckpolster aufliegend den Verband fixieren.

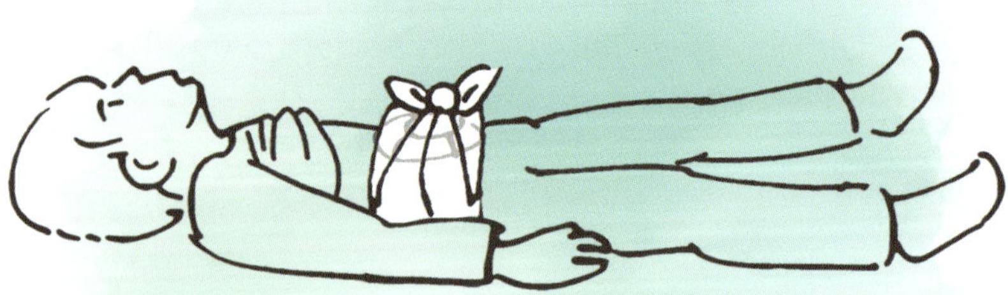

5. Abbinden/Tourniquet bei starken, lebensbedrohlichen Blutungen

Wenn bei einer starken, lebensbedrohlichen Blutung ein Druckverband aufgrund der Verletzung nicht angelegt werden kann oder „durchblutet", ist das Abbinden für Sie als Ersthelfer die letzte Möglichkeit.

Ist kein „professionelles" Tourniquet vorhanden, bietet sich wieder das „Schweizer Taschenmesser" Dreiecktuch an. Die daraus gefaltete Dreiecktuchkrawatte erfüllt eine wichtige Voraussetzung beim Abbinden: Sie ist breit genug, damit sie nicht einschneidet.

Legen Sie die Abbindung mit genügend Abstand (circa eine Handbreit) zum Gelenk an, damit die am Gelenk sehr oberflächlich verlaufenden Nerven nicht verletzt werden.
Notieren Sie den Zeitpunkt der Abbindung schnell sichtbar am verletzten Kind.

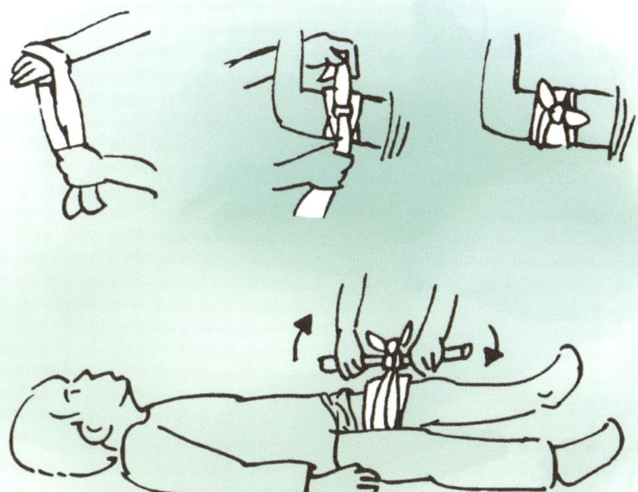

Bildnachweis

Hoffotografen Berlin: 68, 99, 180;
istockphoto: brytta: 121 (4), Dontstop: 120 (2), fedsax: 118 (3), 122 l., fotokris: 121 (2), i-Stockr: 120 (4), Iva Vagnerova: 121 (1), Jacek Jacobi: 120 (1), jph9362: 118 (1), _jure: 133, Leo Malsam: 118 (2), Mantonature: 119 (1, 4), 122 r., RiverNorthPhotography: 121 (3), skynesher: 8/9, TatianaMironenko: 120 (3), vadimguzhva: Titelbild, yacobchuk: 22/23;
Svenja Klein: 155;
Science Photo Library: 130, 131, 132, 134, 135;
shutterstock: Helen198: 119 (3), Monkey Business Images: 136/137, Olha Solodenko: 119 (2), wk1003mike: 129, Yuganov Konstantin: 146/147
Alle übrigen Aufnahmen:
Johanniter-Unfall-Hilfe e. V.

Johanniter-Unfall-Hilfe e. V.

Wir Johanniter verstehen uns als Gemeinschaft von Menschen, die anderen helfen. Mit mehr als 40.000 ehrenamtlichen Aktiven, über 25.000 hauptamtlichen Mitarbeitenden und 1,2 Millionen Fördermitgliedern zählt der Johanniter-Unfall-Hilfe e. V. zu den großen Hilfsorganisationen in Deutschland. 1952 gegründet und mit christlichem Auftrag helfen wir Menschen in Not – unabhängig von Religion, Nationalität und Kultur. Das machen wir seit mehr als 65 Jahren in den unterschiedlichsten karitativen und sozialen Bereichen.

Wir sind im Rettungs- und Sanitätsdienst, im Katastrophenschutz und in der humanitären Hilfe aktiv.

Wir pflegen Kranke, begleiten Kinder und Jugendliche, unterstützen Ältere und setzen uns für Flüchtlinge ein.

In unseren Erste-Hilfe-Kursen lernen die Teilnehmer, wie sie im Notfall helfen können. Die Kurse sind somit eine gute und sinnvolle Ergänzung zum vorliegenden Johanniter-Hausbuch. Jedes Jahr schulen wir in den verschiedenen Kursmodulen so über 450.000 Menschen in ganz Deutschland.

Nach einem Unfall ist schnelles Handeln gefragt. Doch Viele sind unsicher und haben Angst, etwas falsch zu machen. Oftmals liegt der Erste-Hilfe-Kurs, der einst zum Erwerb des Führerscheins absolviert wurde, Jahre oder gar Jahrzehnte zurück. Das kann fatale Folgen haben, bis hin zum passiven Abwarten in einer Situation, die über Leben und Tod entscheidet.

In diesem Buch klären wir wichtige Fragen rund um Notfälle mit Kindern und geben Ihnen sinnvolle Tipps an die Hand. Die Hinweise können keinen Erste-Hilfe-Kurs ersetzen, sondern sollen vielmehr eine Motivation sein, die entsprechenden Kenntnisse regelmäßig aufzufrischen. Denn nicht angewendetes Wissen wird verlernt. Zudem entwickeln sich die Leitlinien für lebensrettende Sofortmaßnahmen kontinuierlich weiter.

Wir bieten verschiedene Kurse mit unterschiedlichen Schwerpunkten an, zum Beispiel:

- „Ersthelfer von morgen" für Kinder im Kita- und Grundschulalter
- Erste Hilfe an Schulen
- Erste Hilfe am Kind, besonders für (junge) Familien oder pädagogische Fachkräfte
- Erste Hilfe für Freizeit, Sport oder Outdoor-Aktivitäten
- Erste Hilfe für „Jedermann"
- Erste Hilfe am Hund

Bitte informieren Sie sich über unser Kursangebot unter:
www.johanniter.de/kurse

Unterstützen Sie uns!

Ohne die Unterstützung unserer Spender und Förderer wäre all unsere Arbeit nicht möglich. Spenden fließen zum Beispiel in Angebote für sozial benachteiligte Kinder und Jugendliche, ehrenamtliche Demenz- und Hospizprojekte oder unsere Rettungshundestaffeln. Helfen auch Sie. Jede Spende hilft.

Spendenkonto Johanniter-Unfall-Hilfe e.V.
BIC: BFSWDE33XXX
IBAN: DE94370205000433043300
www.johanniter.de/spenden-stiften

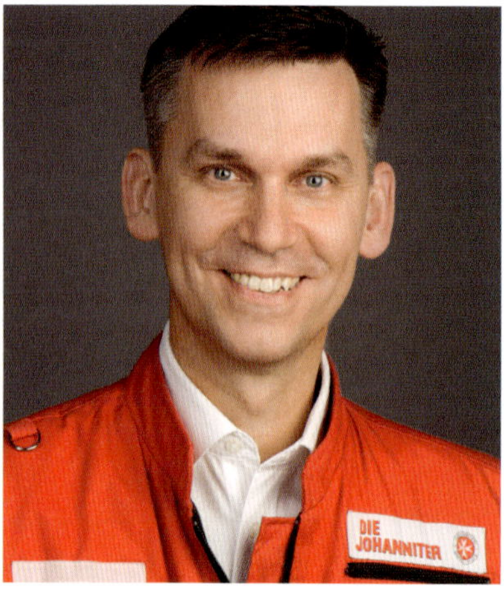

Der Autor
Ralf Sick

Ralf Sick ist seit über 30 Jahren mit Leib und Seele Johanniter und ist aus dem Ehrenamt in das Hauptamt gewachsen. Von Anfang an engagierte er sich in der Aus-, Fort- und Weiterbildung. Grundlage dafür waren und sind einerseits sein Hintergrund aus dem Lehramt (Deutsch und Musik) und viele pädagogische und psychologische Weiterbildungen (NLP, Kooperatives Lernen etc.). Andererseits ist er als Rettungsassistent seit langer Zeit im Rettungsdienst aktiv. Hinzu kommen die Betreuung von Praktikanten auf dem Rettungswagen als Lehrrettungsassistent und die Lehrbeauftragung in der Johanniter-Akademie für Themen aus Rettungsdienst, Notfallmedizin, Bevölkerungsschutz und Pädagogik.

Zusätzlich hat er ein betriebswirtschaftliches Studium absolviert – unter anderem für die langjährige Vorstandstätigkeit in der Johanniter-Akademie.

Als Autor deckt er ein vielseitiges Spektrum von Fachliteratur in Pädagogik, Notfallmedizin und Ähnlichem bis hin zu Kinder- und Sachbüchern für ein breites Publikum ab.

Das studierte Fach Musik ist für Ihn mittlerweile zur wichtigsten „Nebensache" der Welt und zum besten Ausgleich geworden, egal ob er in der Kirchenmusik seiner Heimat- und Nachbargemeinde aktiv ist oder Sängerinnen und Sänger sowie Chöre an den schwarz-weißen Tasten begleitet.